Bereit für meine Mandeloperation

Ein Buch über die Operation für Kinder – Vorbereitung und Erholungsphase

Dieses Buch gehört:

Geschrieben von Dr. Fei Zheng-Ward   Illustiert von Moch. Fajar Shobaru

Urheberrecht 2024 Fei Zheng-Ward

Alle Rechte vorbehalten. Publiziert von Fei Zheng-Ward, einem Imprint von FZWbooks.
Kein Teil dieses Buches darf ohne vorherige schriftliche Genehmigung des Inhabers des Urheberrechtes kopiert, reproduziert, aufgenommen, übertragen oder in irgendeiner elektronischen oder physischen Form gespeichert werden.

ISBN 979-8-89318-044-2 (eBook)
ISBN 979-8-89318-045-9 (Taschenbuch)

Wusstest du, dass du deine Mandeln sehen kannst?

Wenn du deinen Mund GANZ weit auf machst und in den Spiegel schaust, kannst du sie vermutlich links und rechts hinten in deinem Rachen sehen.

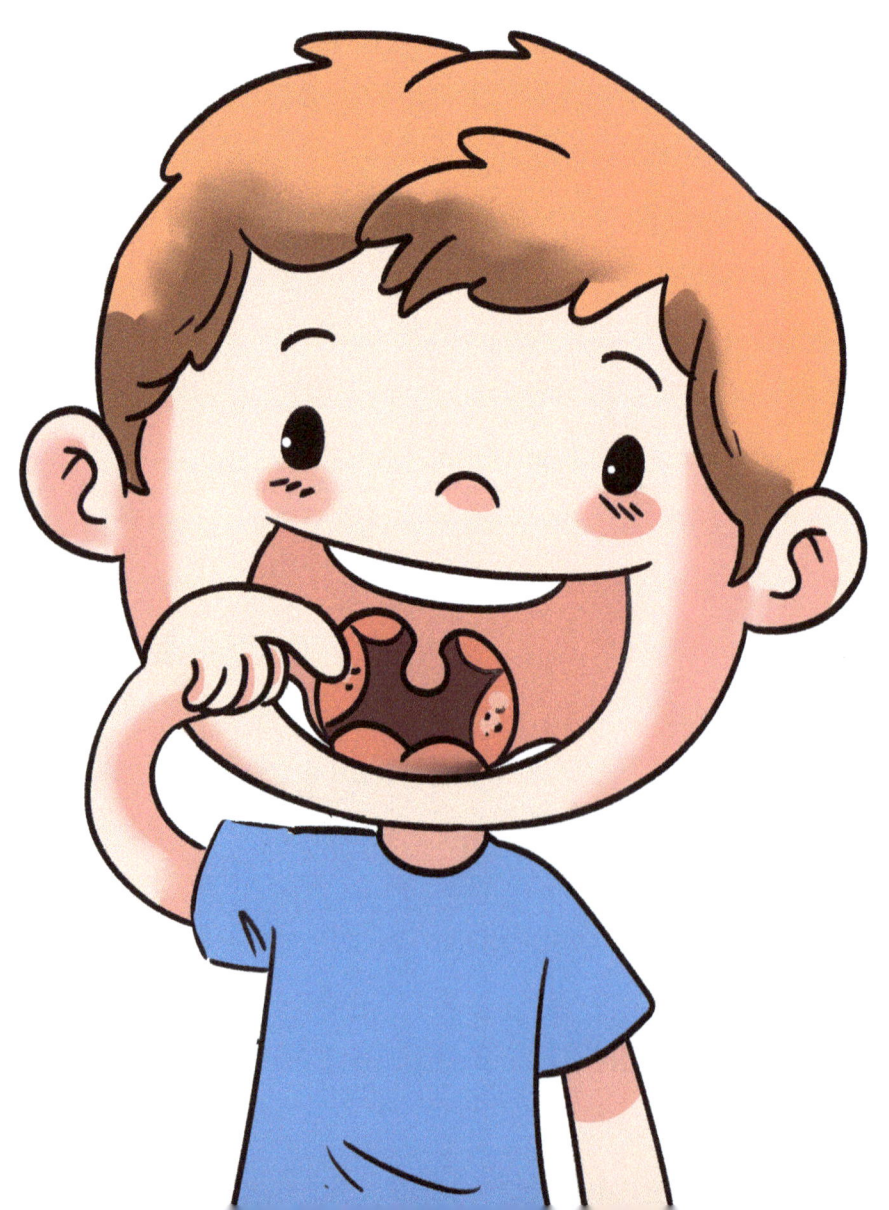

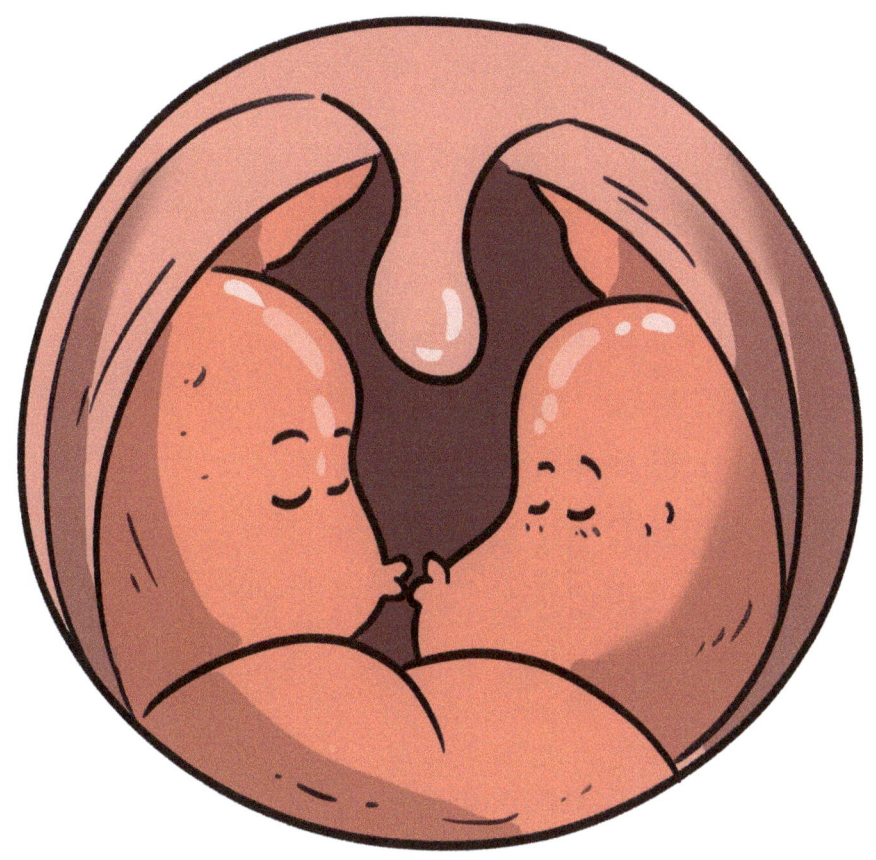

Lustige Tatsache: **Küssende Mandeln sind riesige Mandeln, die sich sogar in der Mitte des Rachens berühren.**

Hast du Küssende Mandeln?

____ Ja   ____ Nein

Weißt du, was Mandeln sind?

Sie sind ein Teil deines Immunsystems und helfen dabei, Keime einzufangen und zu bekämpfen, damit du stark und gesund bleibst.

Weil dein Körper auch viele andere Abwehrstellen für dein Immunsystem besitzt, brauchst du deine Mandeln nicht unbedingt, sodass man sie entfernen kann, wenn sie dich krank machen.

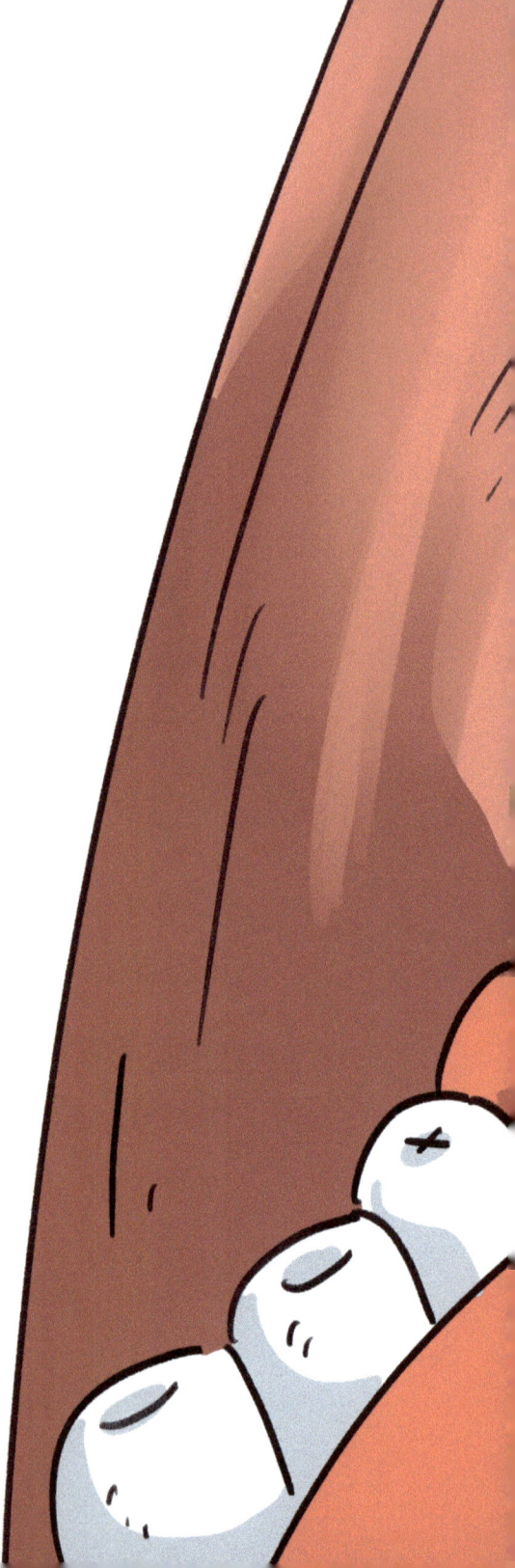

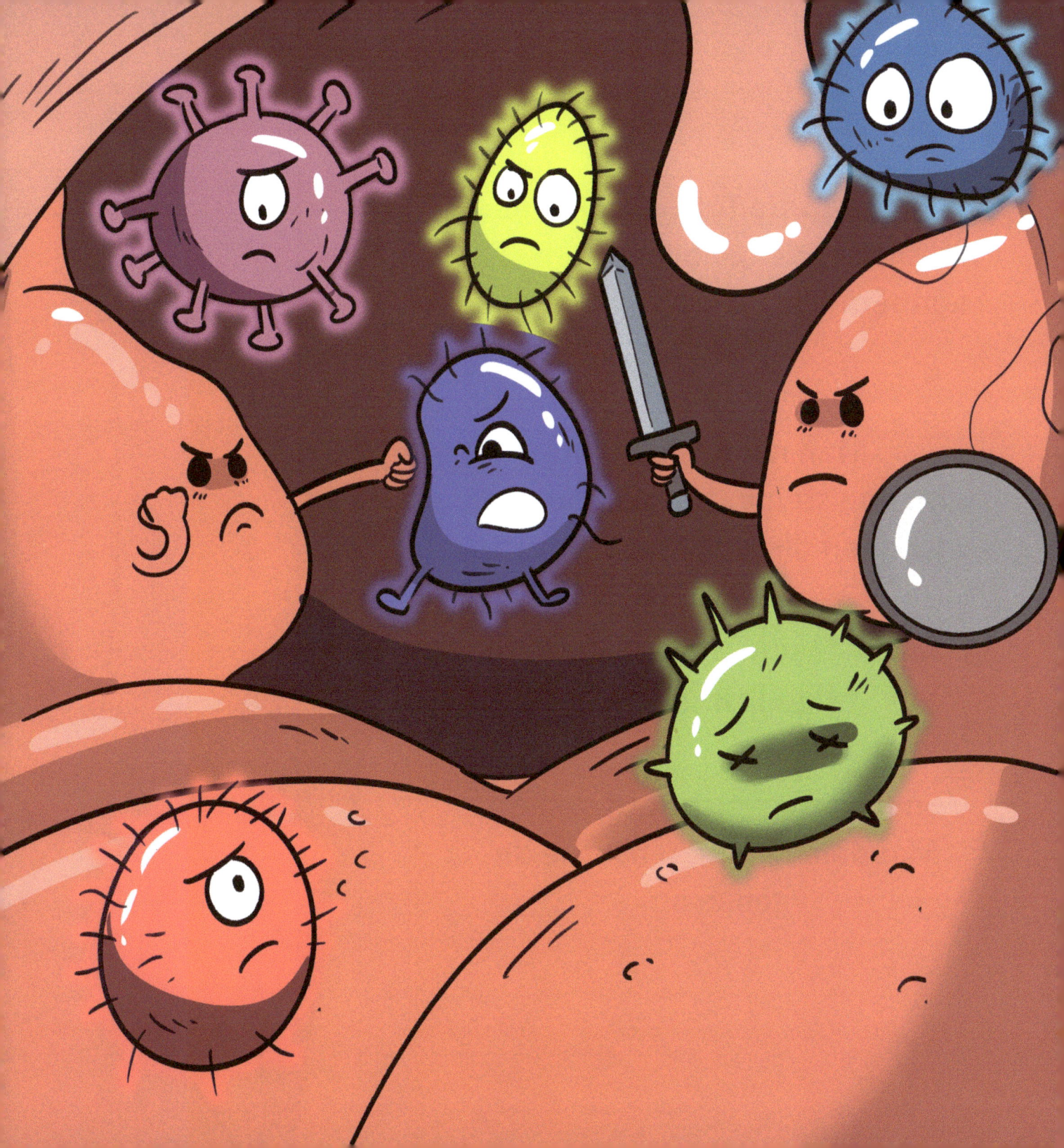

Interessante Tatsache: Kleine weißliche oder gelbliche Steinchen können sich auf deinen Mandeln bilden.

Man nennt sie dann Mandelsteine. Normalerweise schaden diese Steine dir nicht.

Solche Steine sind bei Kindern ziemlich selten.

Solltest du welche auf deinen Mandeln haben, schau sie dir genau an.

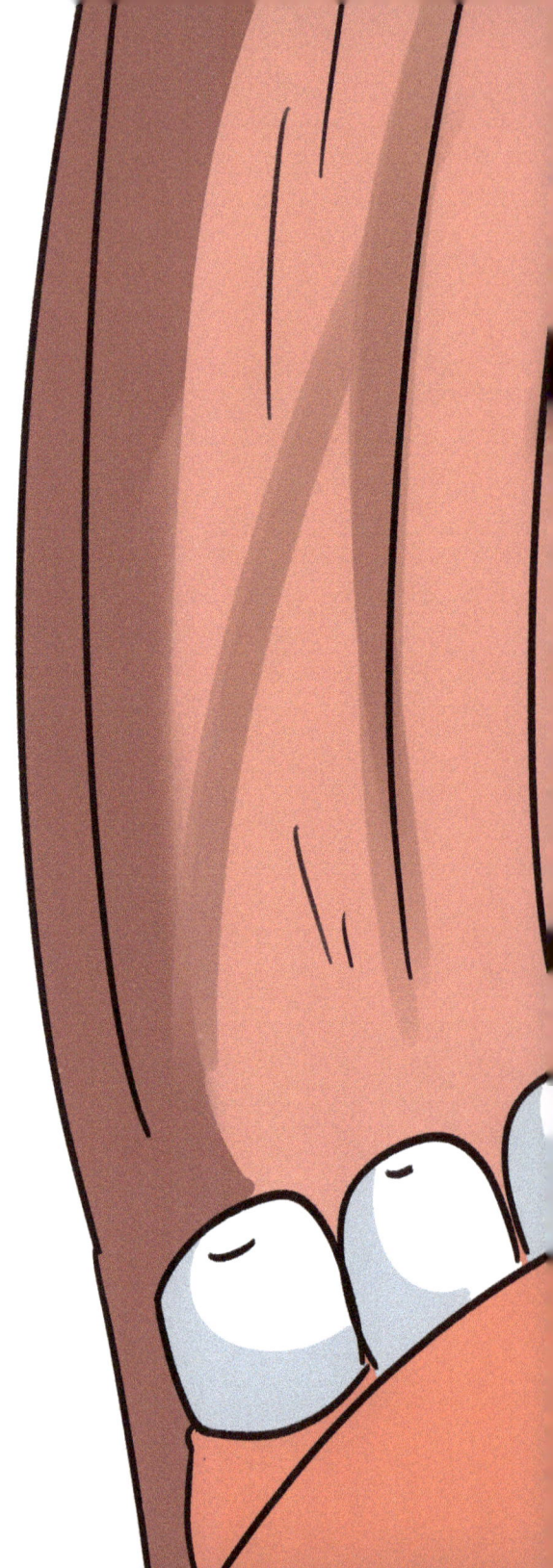

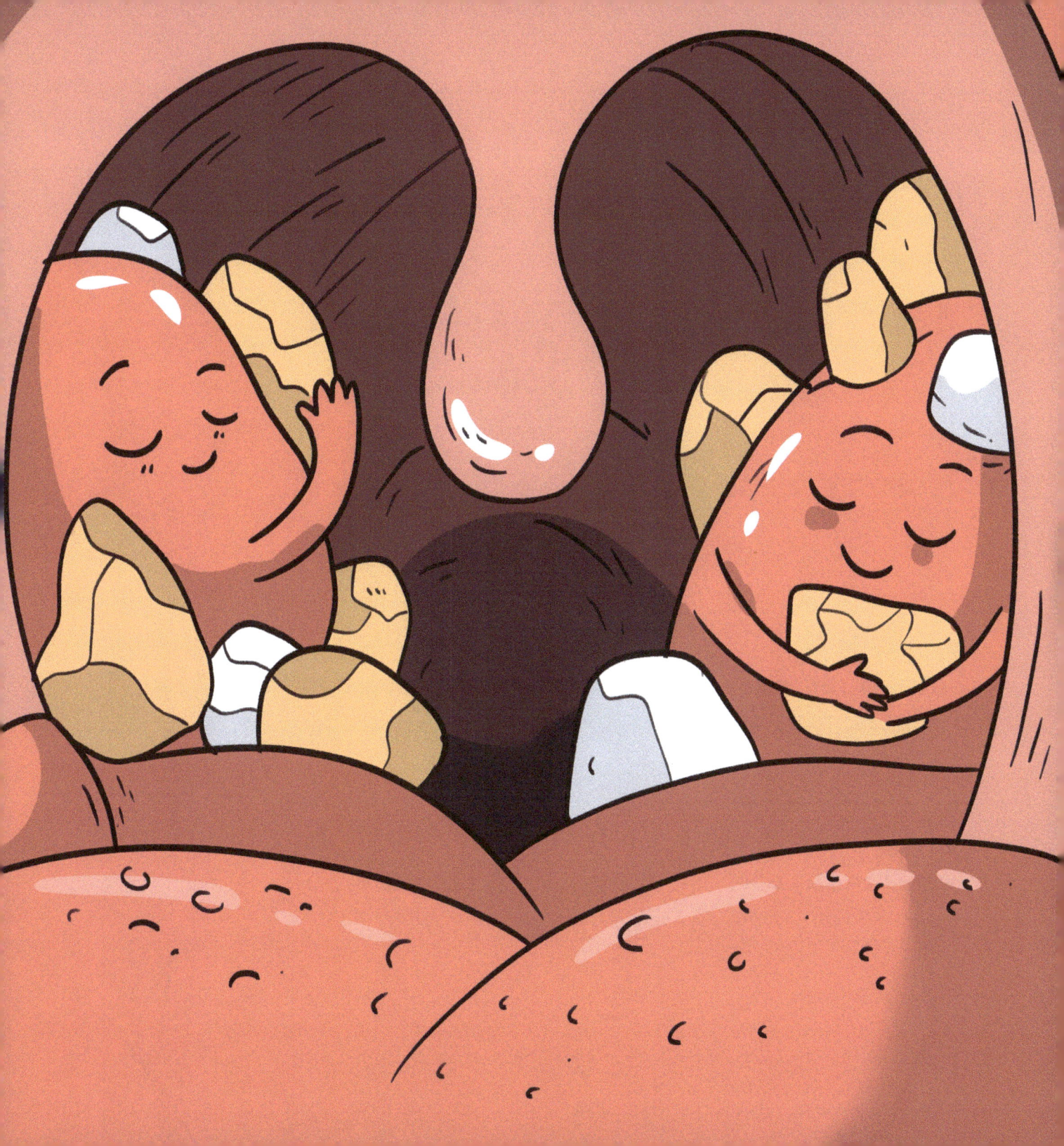

Deine Mandeln können auch krank werden.

Wenn sie krank sind, sehen sie oft **rot** und sehr **geschwollen** aus.

Normalerweise erholen sie sich davon von selbst.

Wenn das nicht passiert, kann dir dein Kinderarzt auch Medikamente verschreiben, damit sie sich erholen können.

Trotzdem können sie auch immer wieder entzünden, was dich dann auch länger krank machen kann.

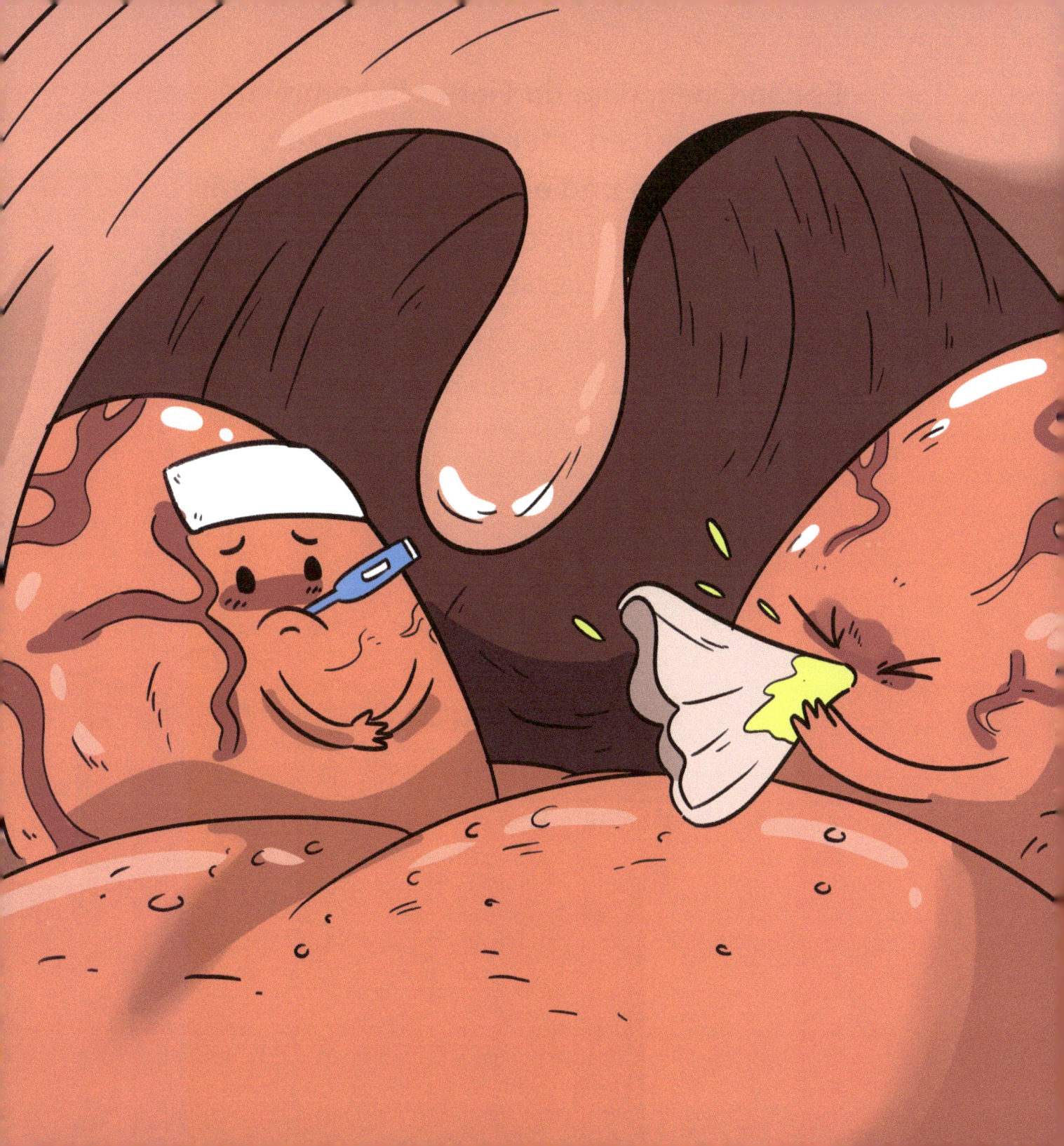

Es kann sein, dass du Fieber bekommst, Kopfschmerzen oder Halsschmerzen, Ohrenschmerzen und einen schlechten Atem. Manchmal hast du dann auch gar keine Lust etwas zu essen.

Ist dir sowas schon passiert?

____ Ja   ____ Nein

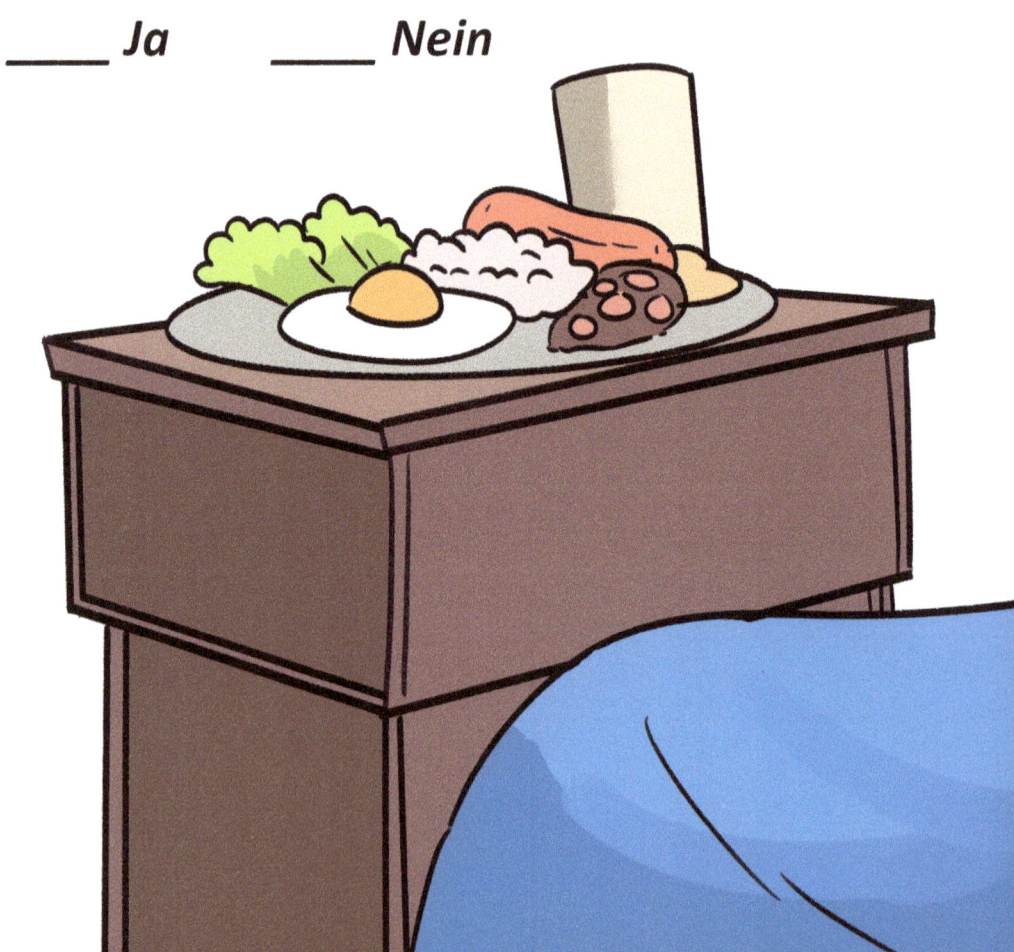

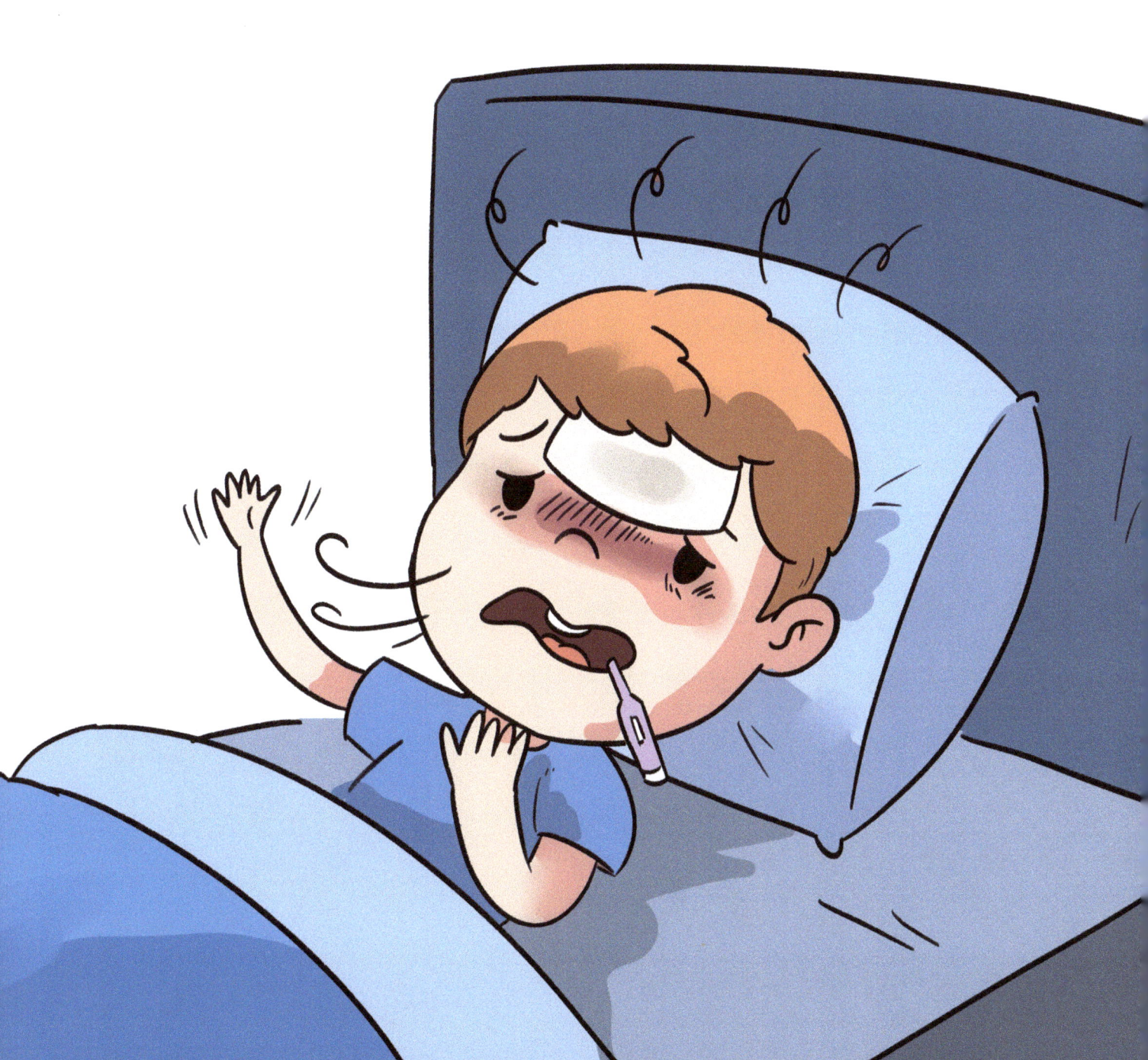

Es kann schwer sein zu essen oder zu schlucken, wenn dein Hals dir weh tut.

Versuche trotzdem, etwas Wasser, Saft oder dein Lieblingsgetränk zu trinken, damit dein Körper die nötige Kraft bekommt, um die Keime zu bekämpfen und wieder gesund zu werden.

Schreib oder male dein Lieblingsgetränk hier drunter.

_____

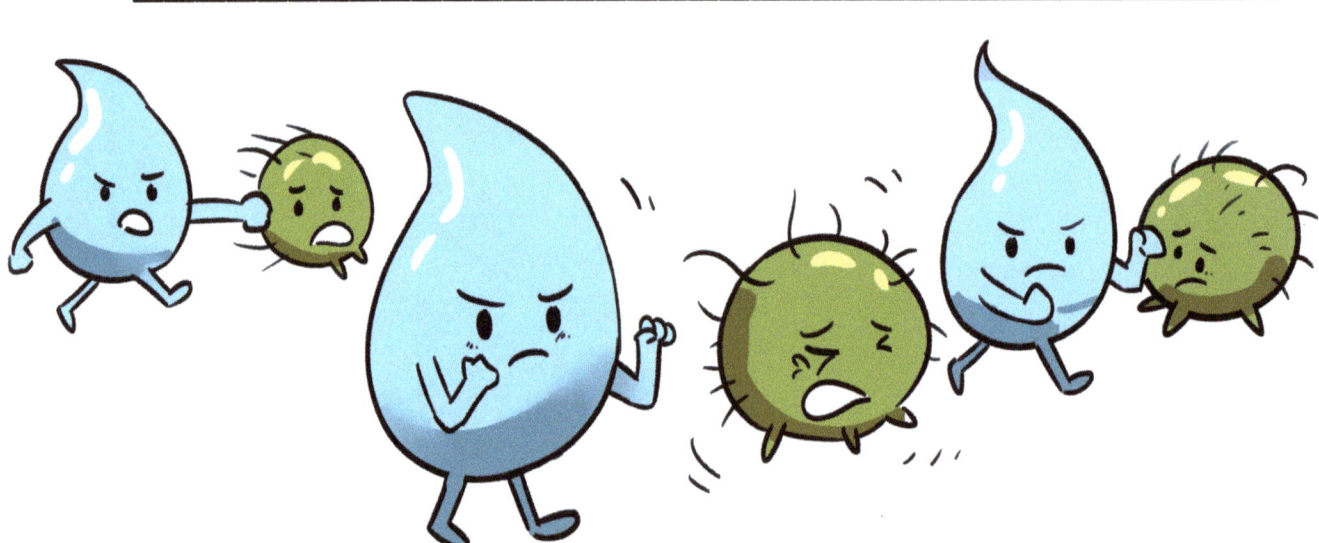

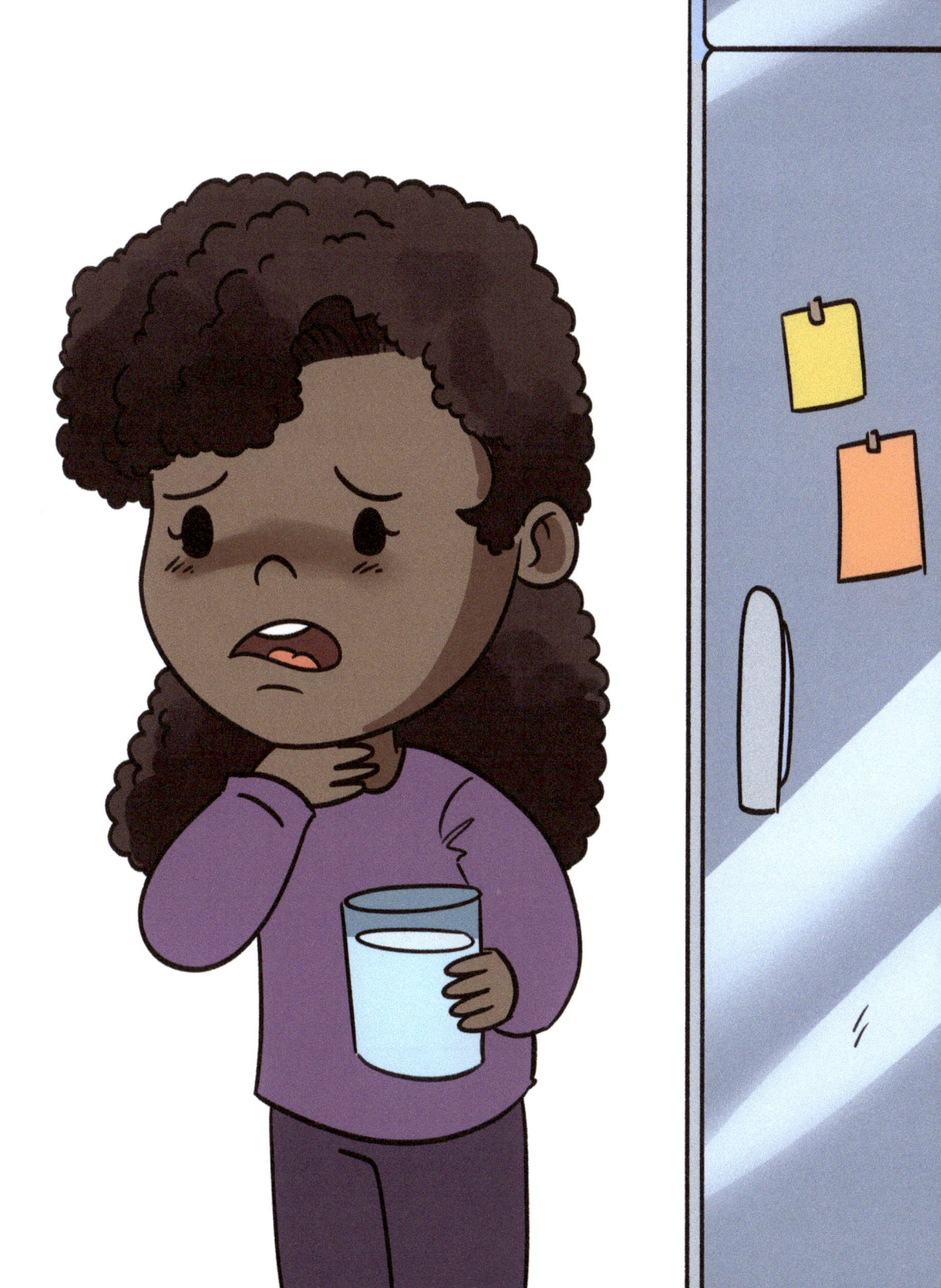

Außerdem kann es sein, dass deine geschwollenen Mandeln dich schnarchen lassen wie einen Bären.

Hat dir schonmal jemand gesagt, dass du nachts schnarchst?

____ *Ja*   ____ *Nein*

Was glaubst du, welches Tier schnarcht am lautesten?

Schreib oder male deine Antwort hier drunter.

_____

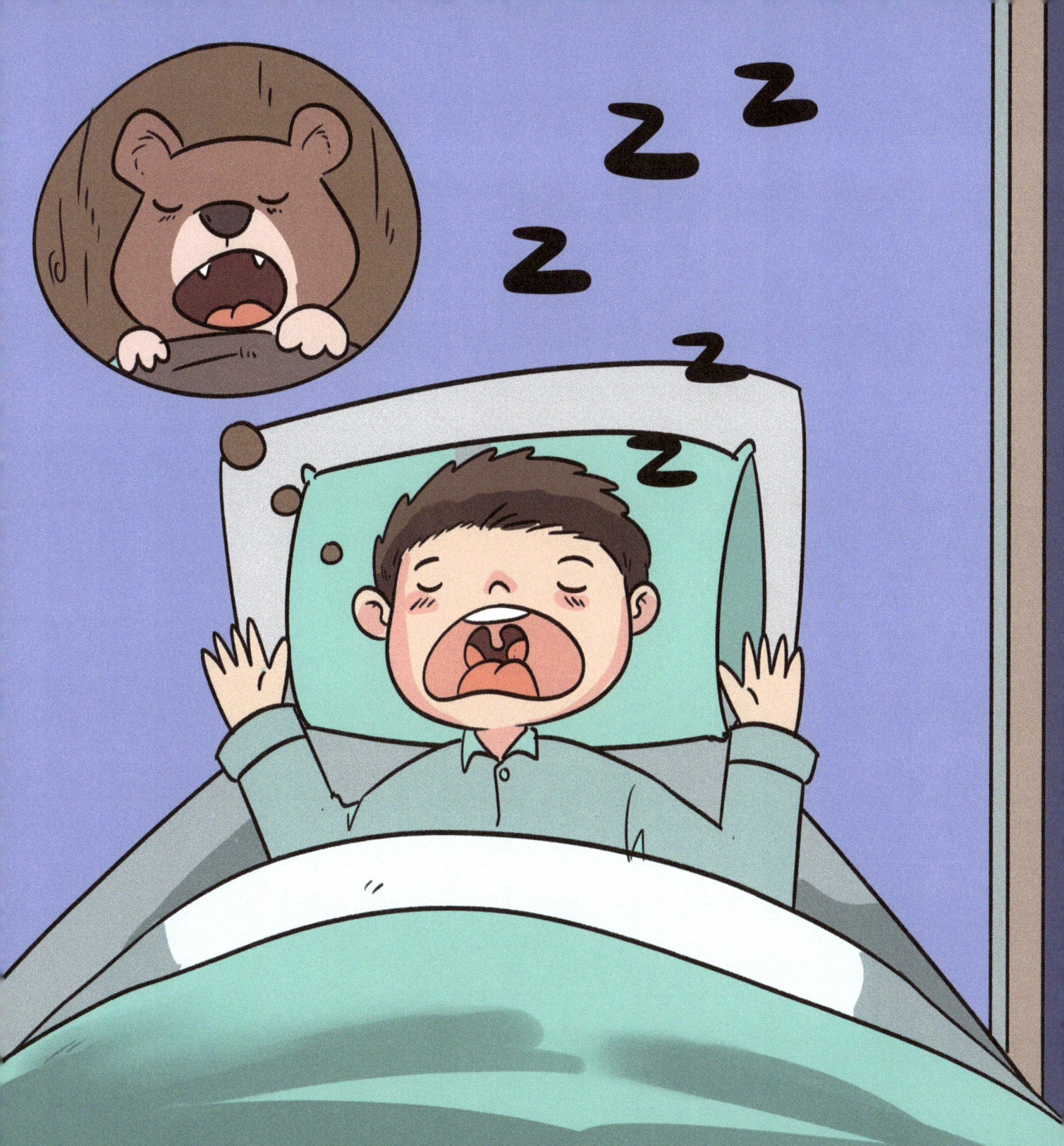

Der Arzt, der sich um dich kümmert, kann dein Herz und deine Lungen mit einem Metallrohr - einem Stethoskop - abhören. Außerdem schaut er sich deine Ohren, deine Nasen und deine Mandeln an.

Manchmal kann es sein, dass dir und deinen Eltern empfohlen wird, dass die Mandeln entfernt werden sollten, damit du dich wieder besser fühlst.

Hat der Art gesagt, dass deine Mandeln **groß** *sind?*

____ *Ja*   ____ *Nein*

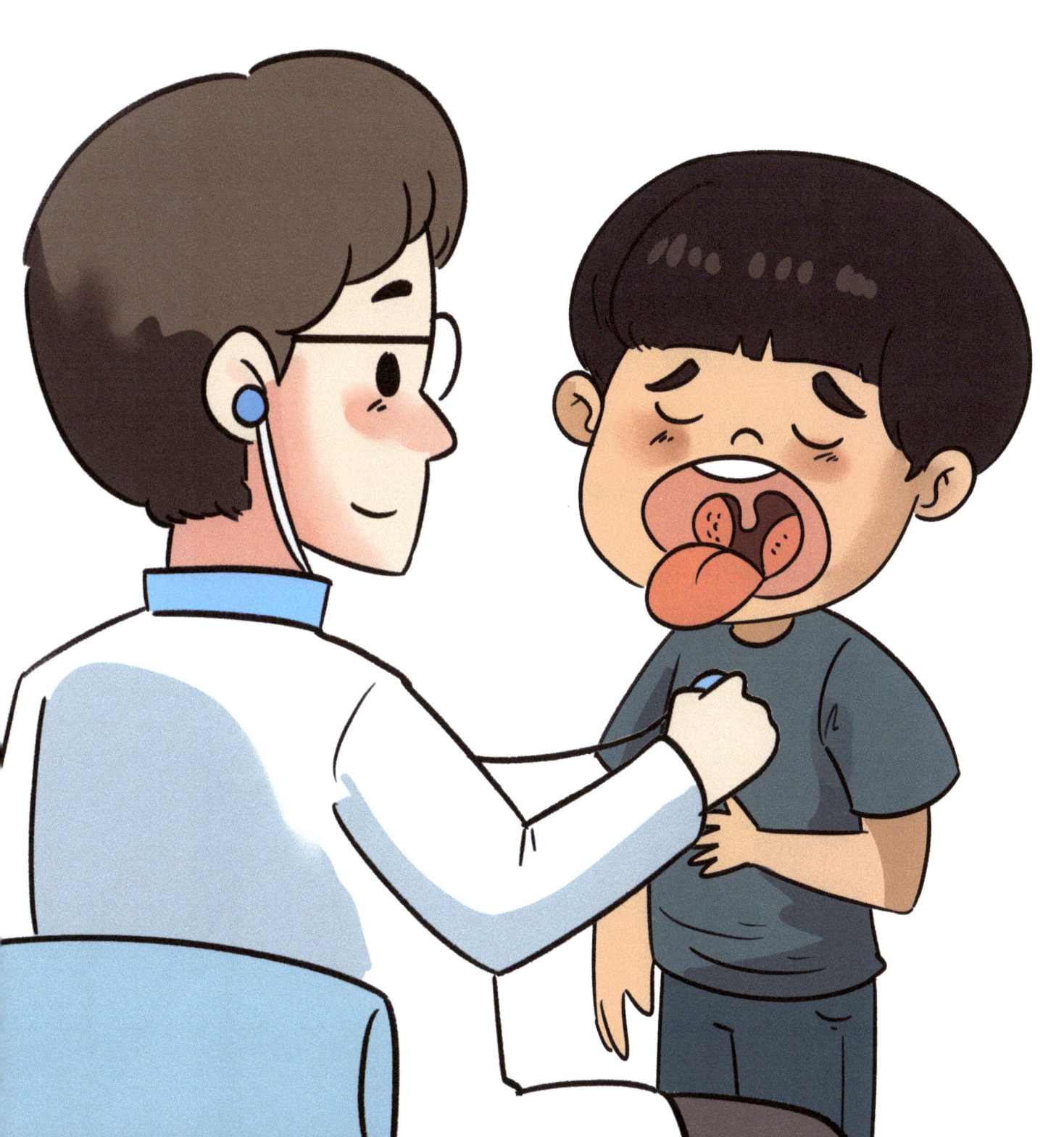

Dein freundlicher Arzt kann die Mandeln leicht entfernen. Es ist eine schnelle und einfache Operation - und das Beste ist, dass du nichts davon spüren wirst!

Du wirst schlafen und träumen, während man die Operation durchführt.

Wovon möchtest du während der Operation träumen?

Deine Mandeln werden weg sein, noch bevor du wieder aufwachst.

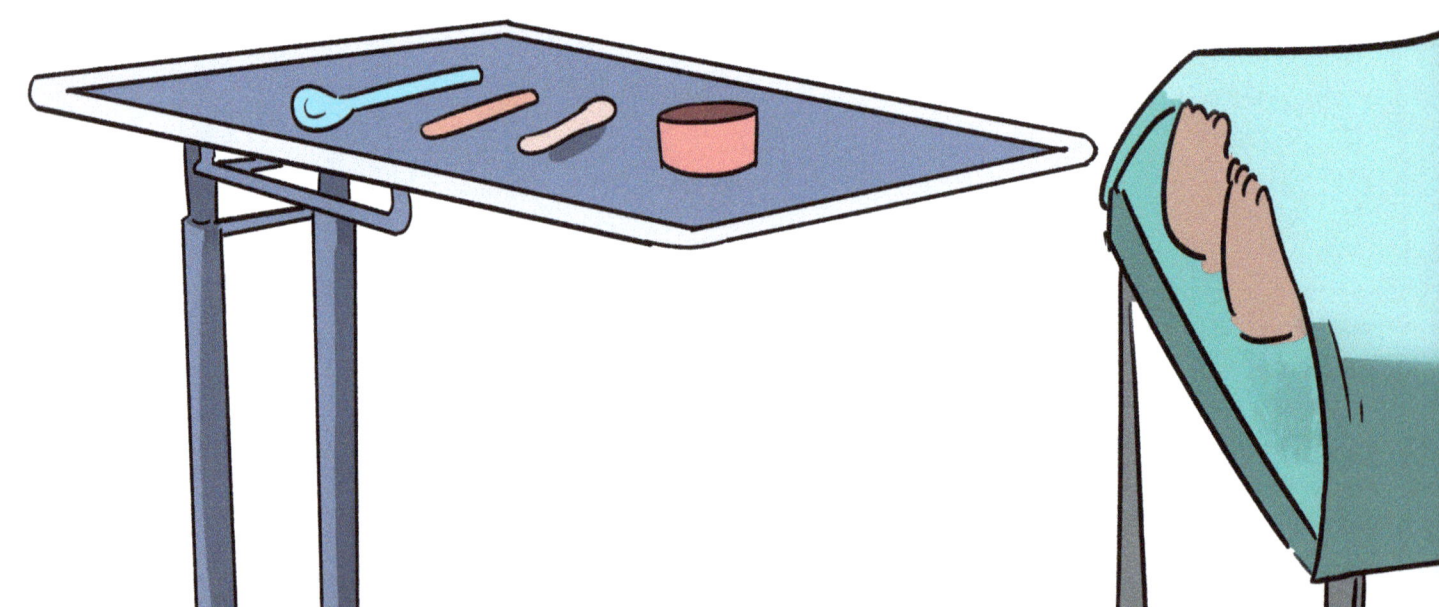

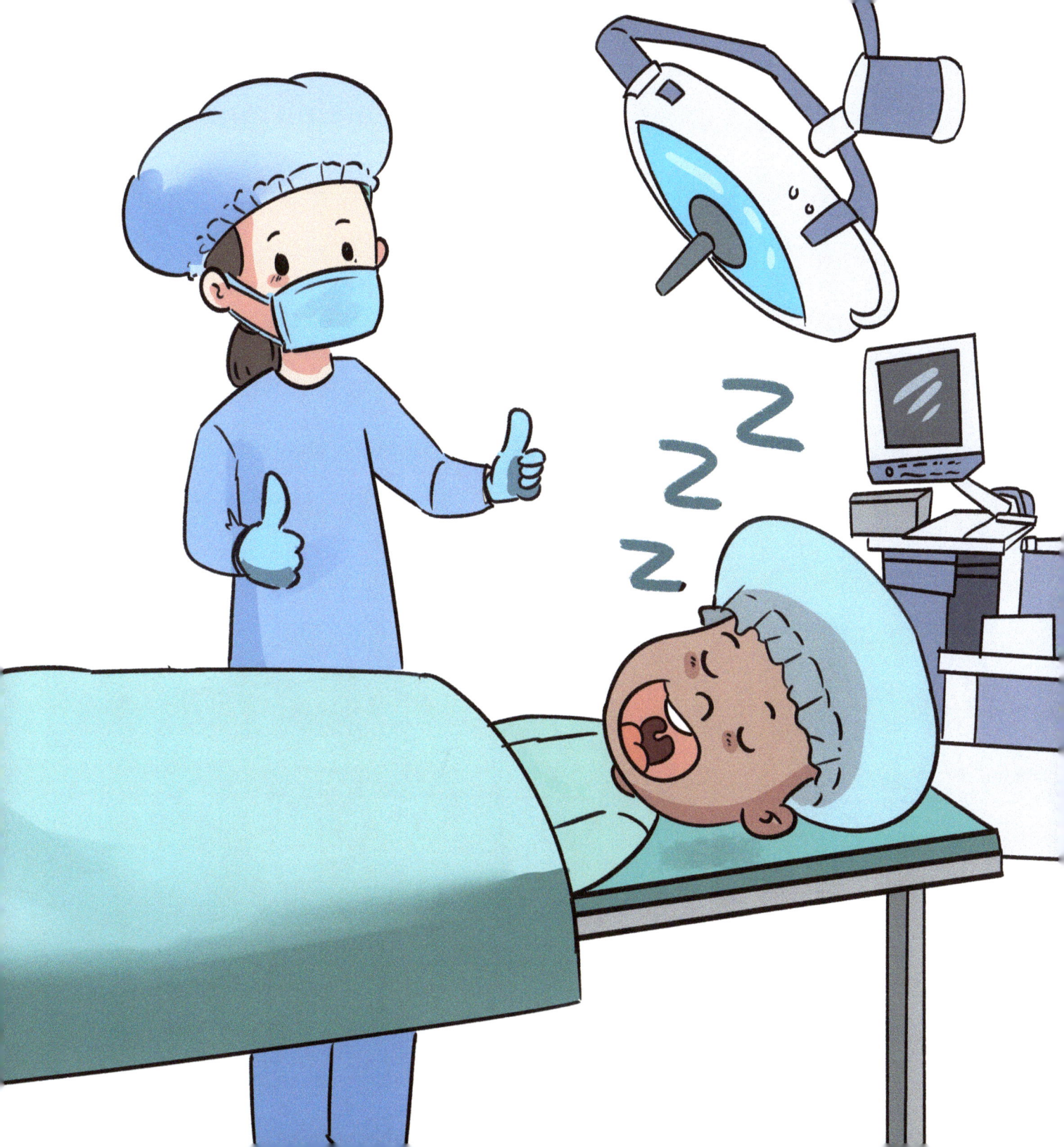

Nach deiner Operation wachst du im Aufwachraum der Klinik auf. Du könntest dich etwas unwohl fühlen und dein Hals kann weh tun oder sich kratzig anfühlen.

Aber keine Sorge: deine Krankenschwester wird dir Medikamente geben, damit du dich schnell besser fühlst.

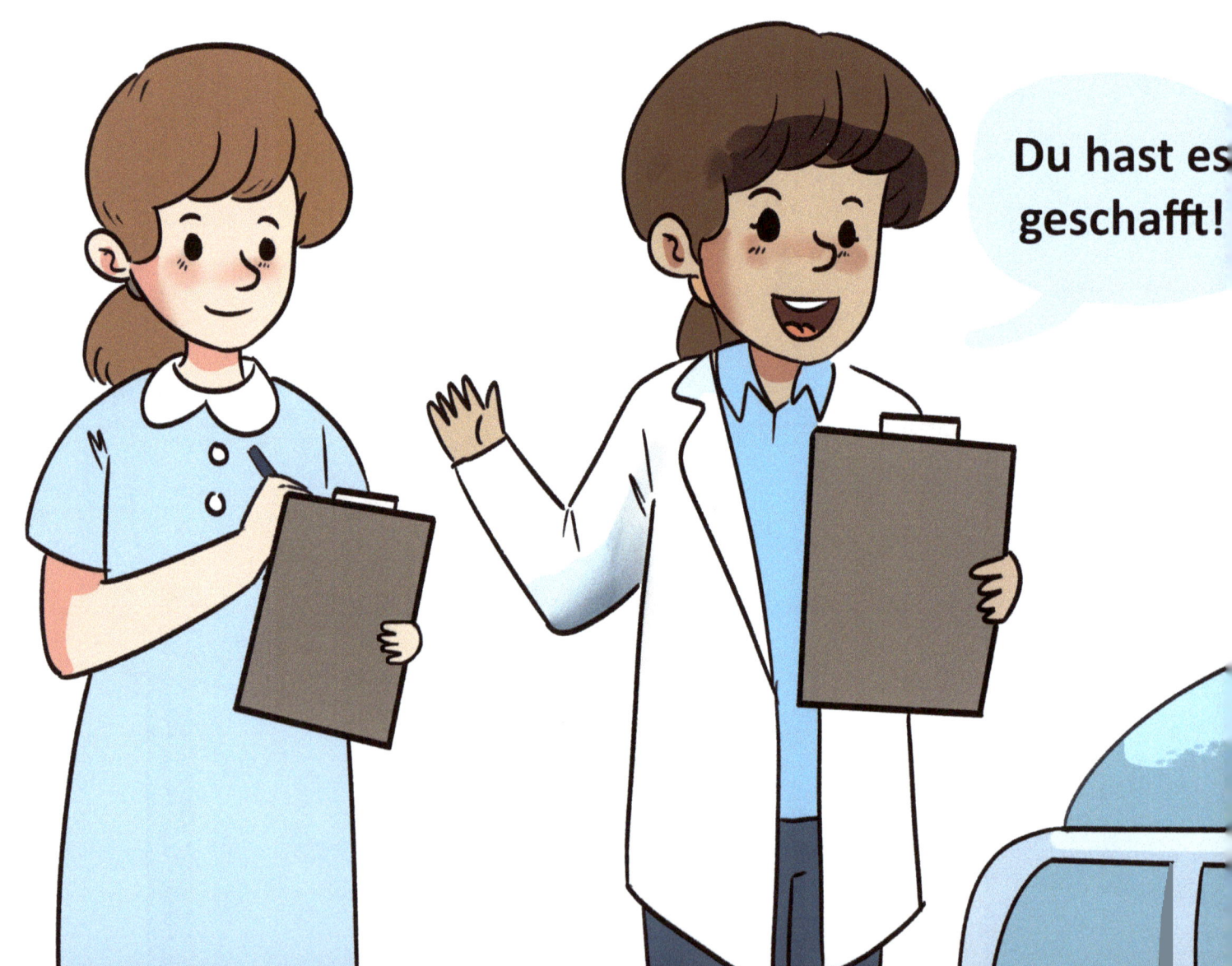

Du hast es geschafft!

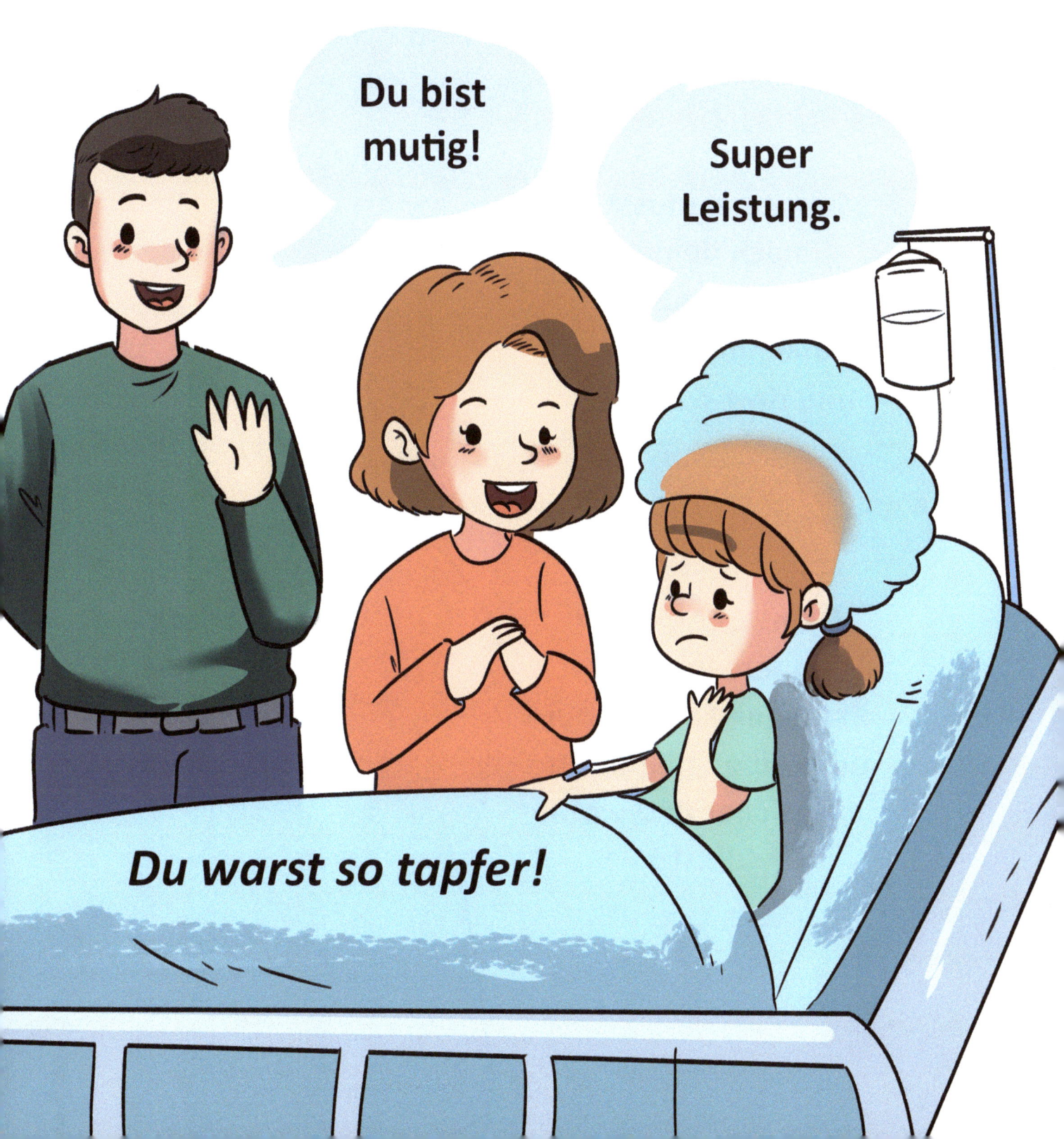

Manchmal musst du nach deiner Operation noch im Krankenhaus bleiben und dort schlafen.

Deine Eltern oder andere wichtige Personen können bei dir bleiben, damit du dich sicher und wohl fühlst.

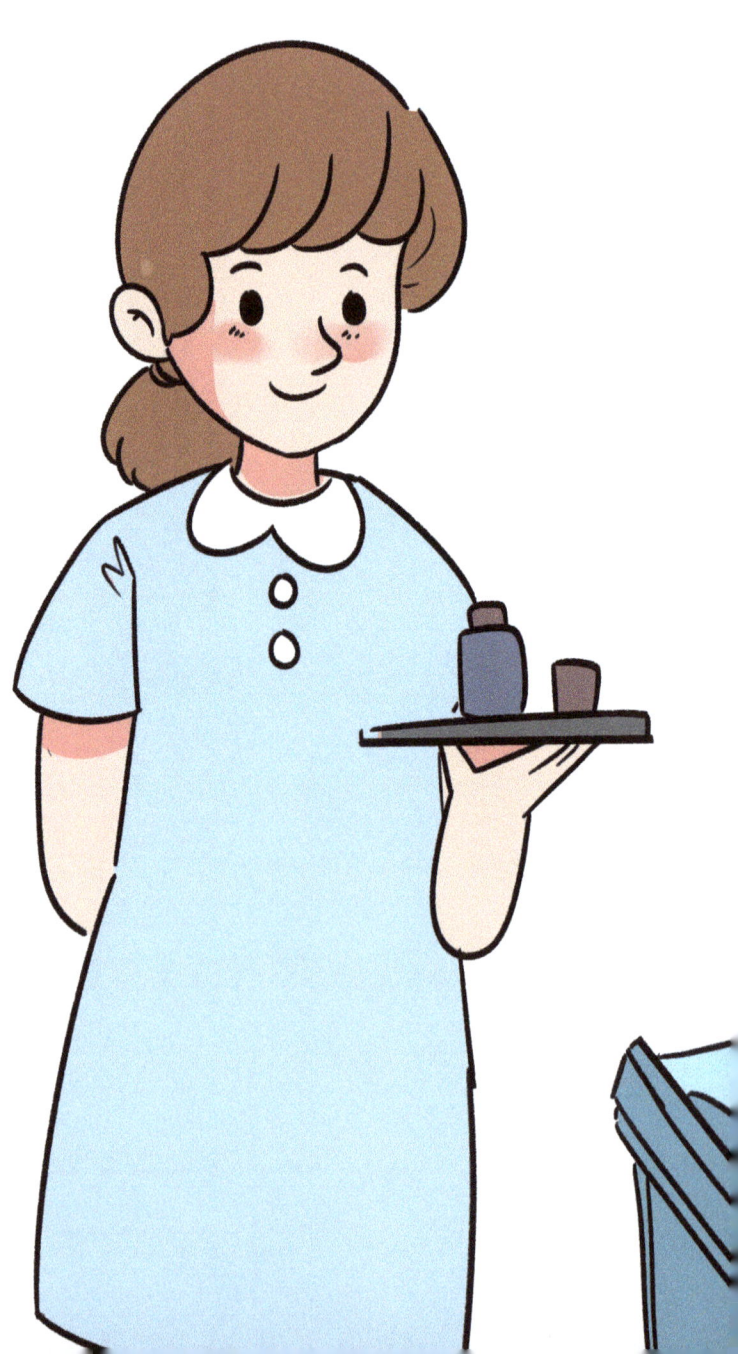

Sobald die Ärzte das erlauben und es dir gut geht, kannst du nach Hause gehen.

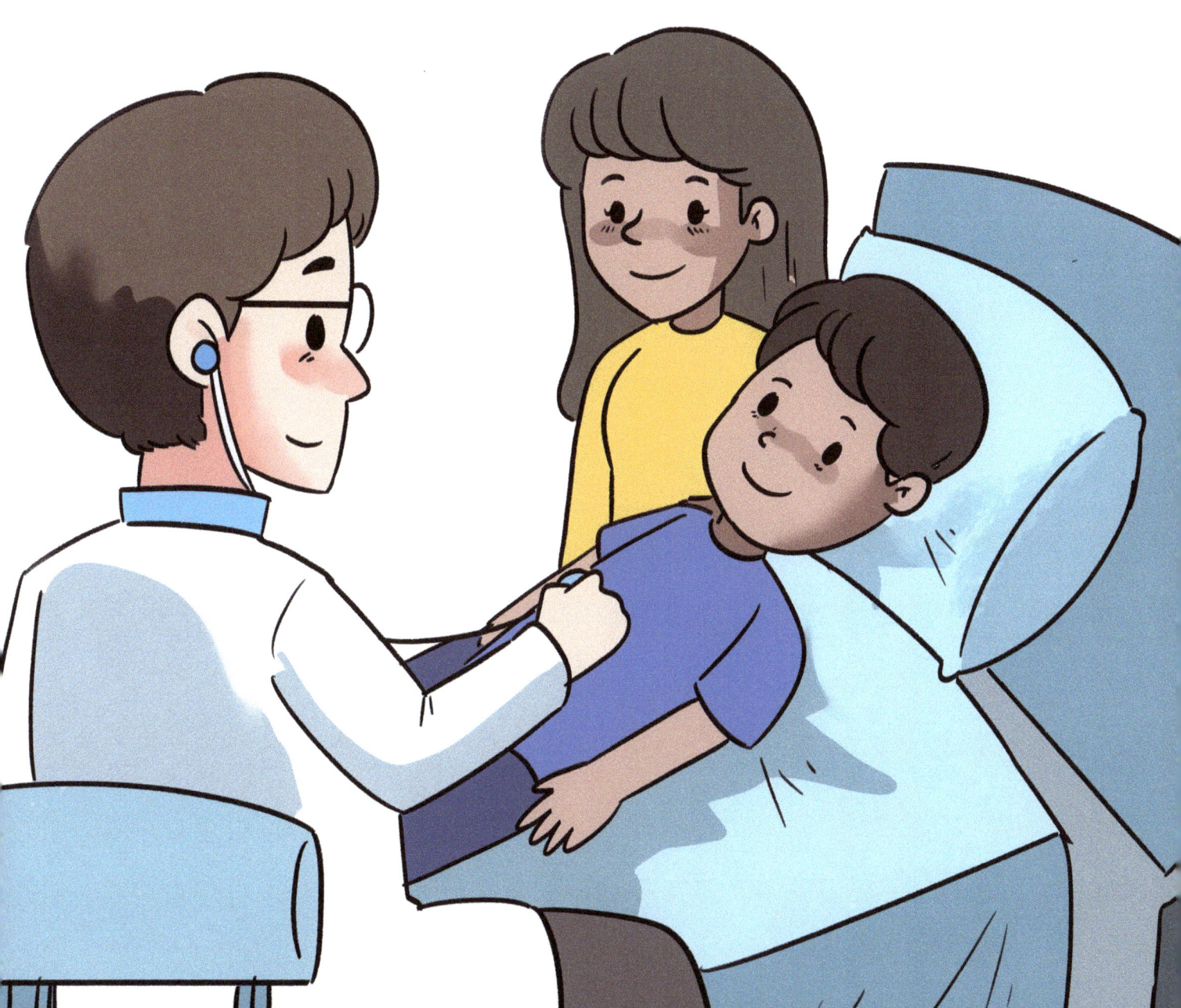

Nachdem deine Mandeln entfernt worden sind, wirst du bald anfangen, dich wieder besser zu fühlen.

Aber zuerst darfst du jetzt Eis oder Lutscher essen - und zwar jede Menge davon!

Was ist dein Lieblingsgeschmack?

_____

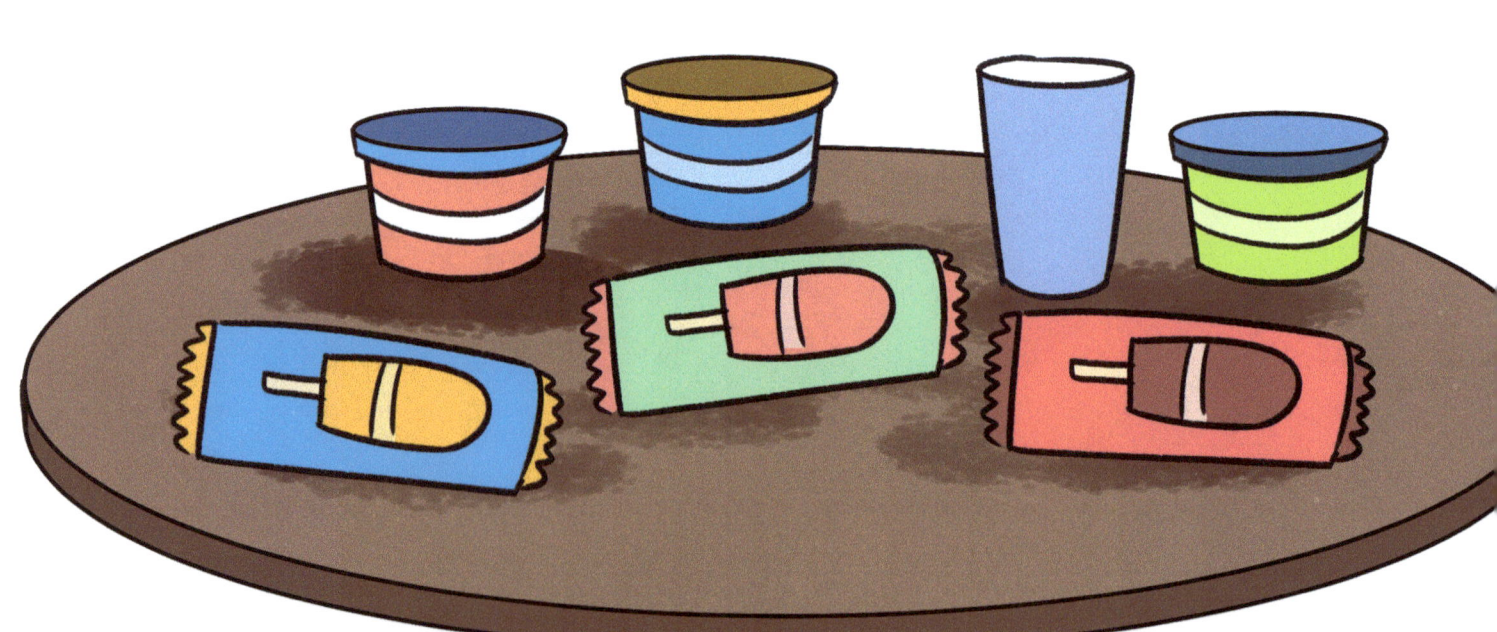

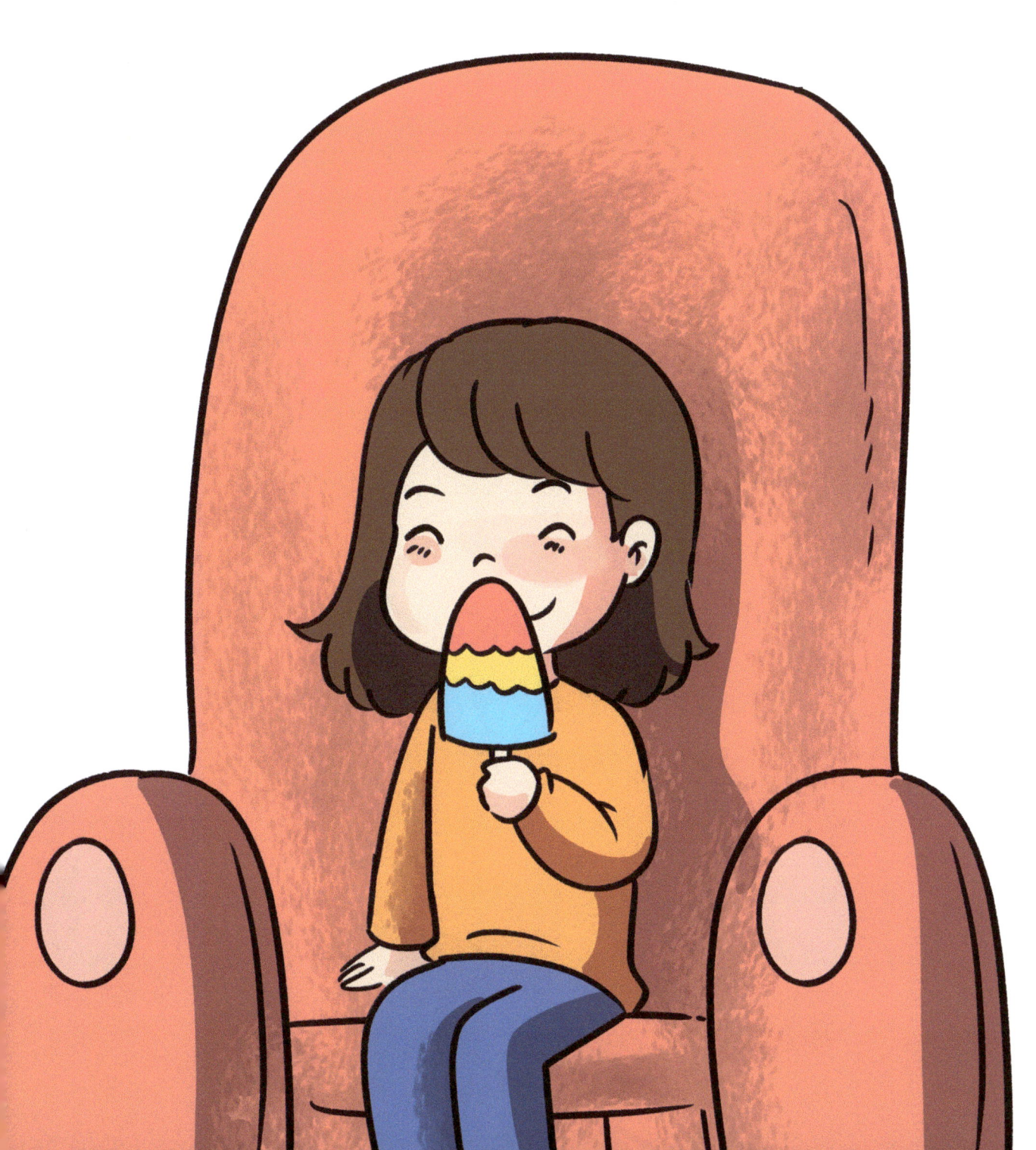

Zusätzlich zum Eis und den Lutschern darfst du aber nicht vergessen, dass du auch Wasser, Saft oder dein Lieblingsgetränk oder Smoothies trinkst, damit du deinem Körper genug Kraft gibst, sich schnell zu erholen.

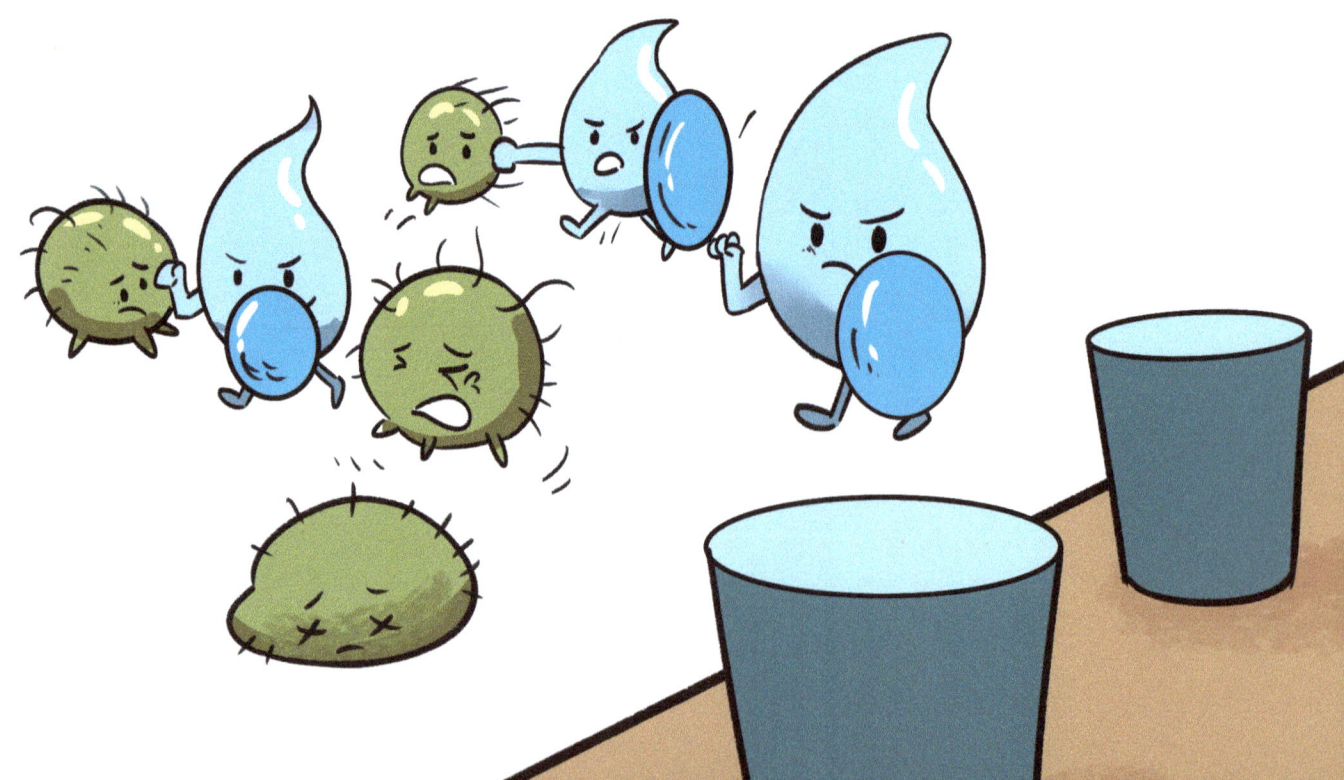

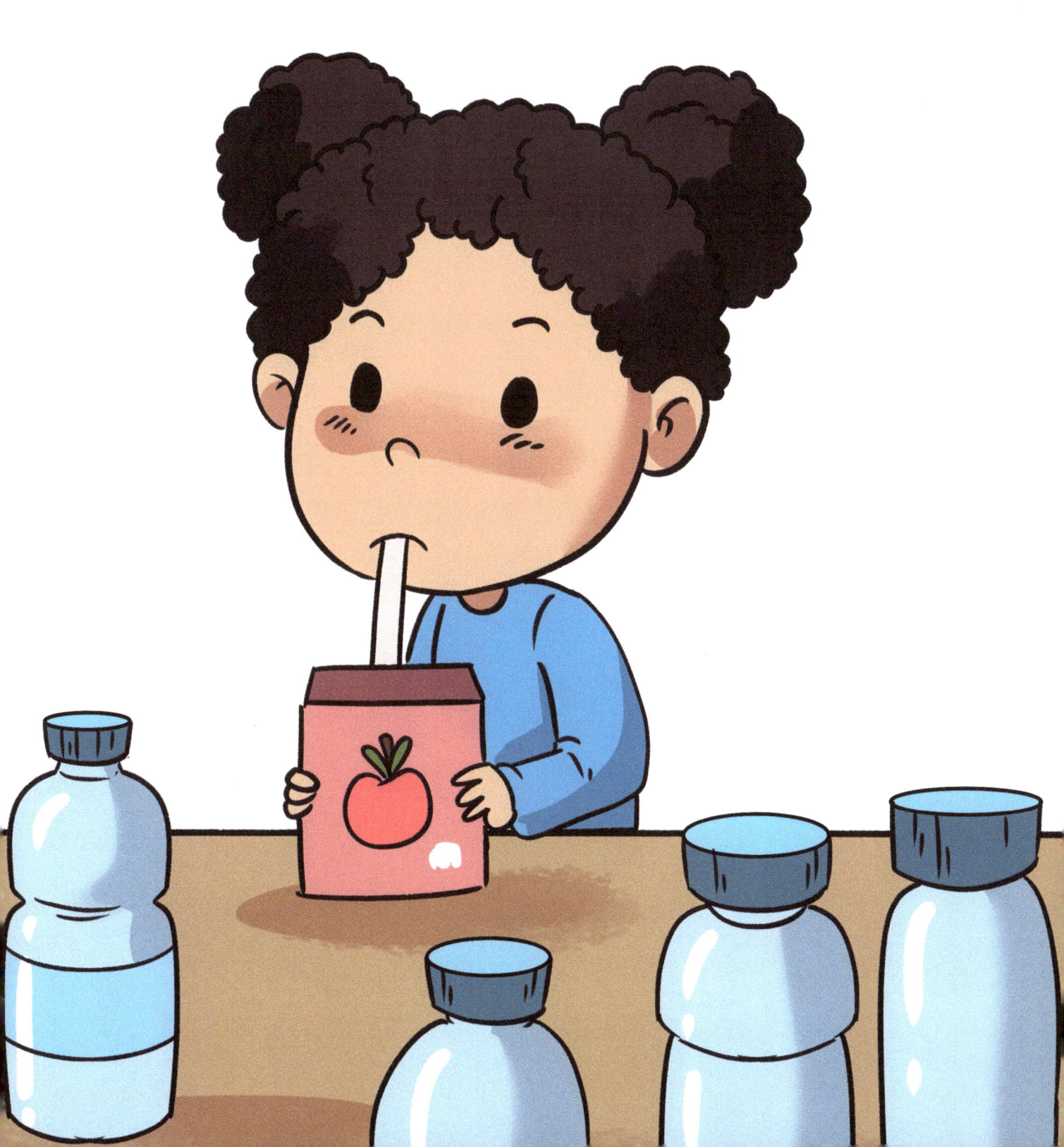

Während du dich von deiner Operation erholst, solltest du es langsam angehen lassen und dir Zeit zum Ausruhe nehmen.

Du kannst deine Lieblingsbücher lesen, deine Lieblingsfilme oder Serie schauen oder Kartenspiele spielen.

Das ist eine großartige Zeit, um einfach nur zu *entspannen* und dich darauf zu konzentrieren, möglichst schnell gesund zu werden, bis du dich vollständig erholt hast.

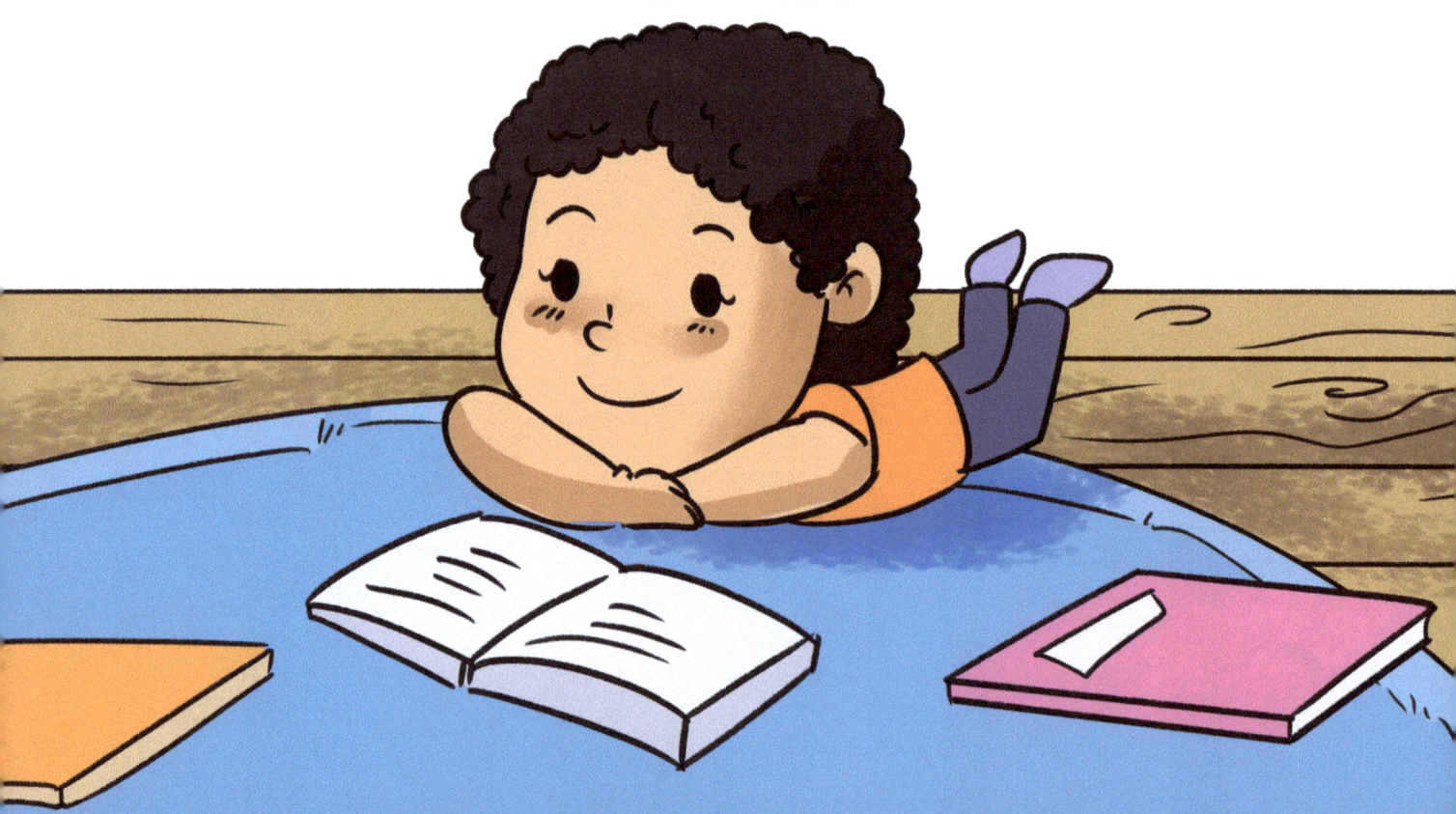

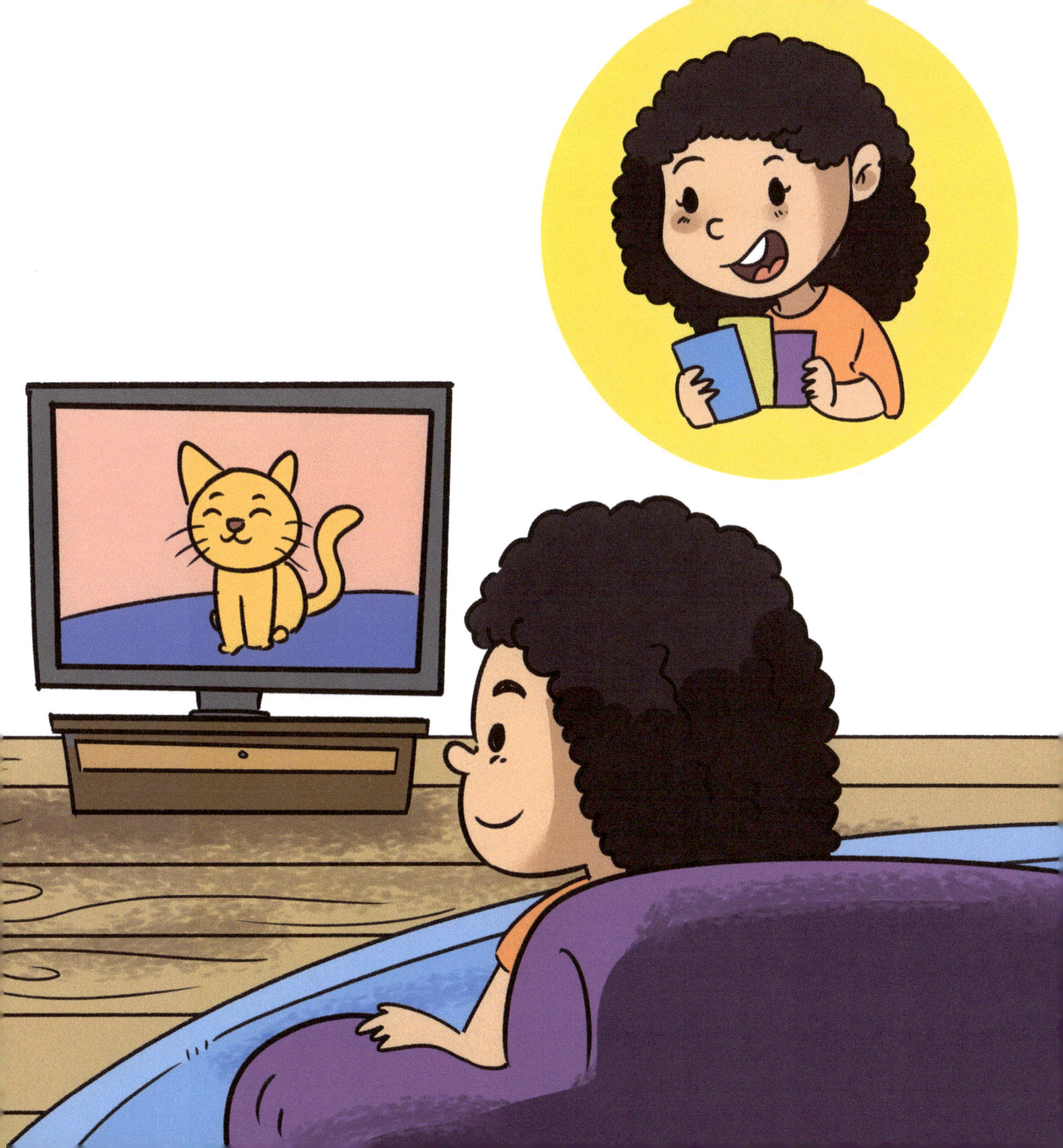

Schon bald wirst du merken, dass du wieder besser atmen kannst und dich insgesamt besser fühlst. Außerdem wird dein Hals nicht mehr so weh tun wie zuvor.

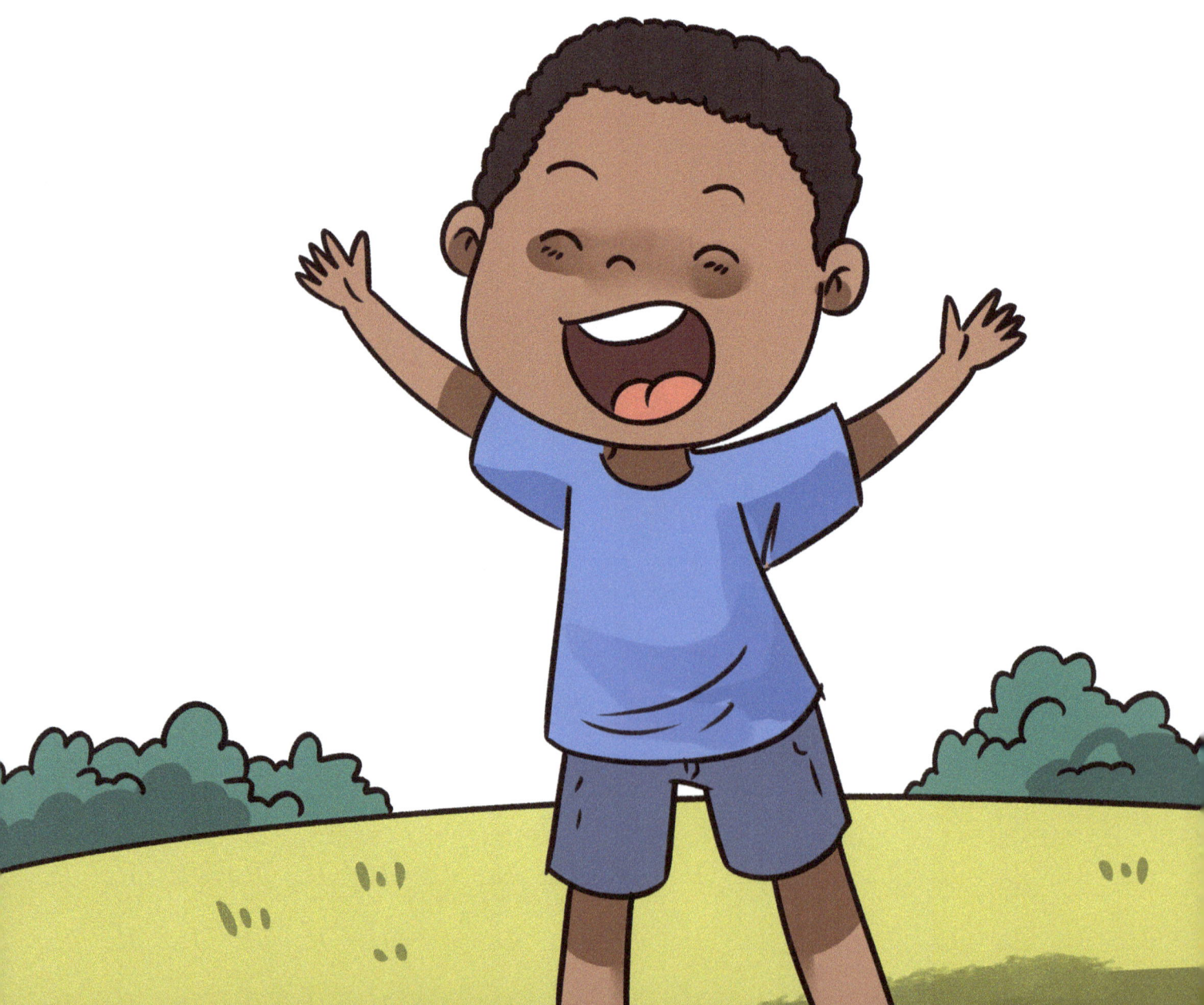

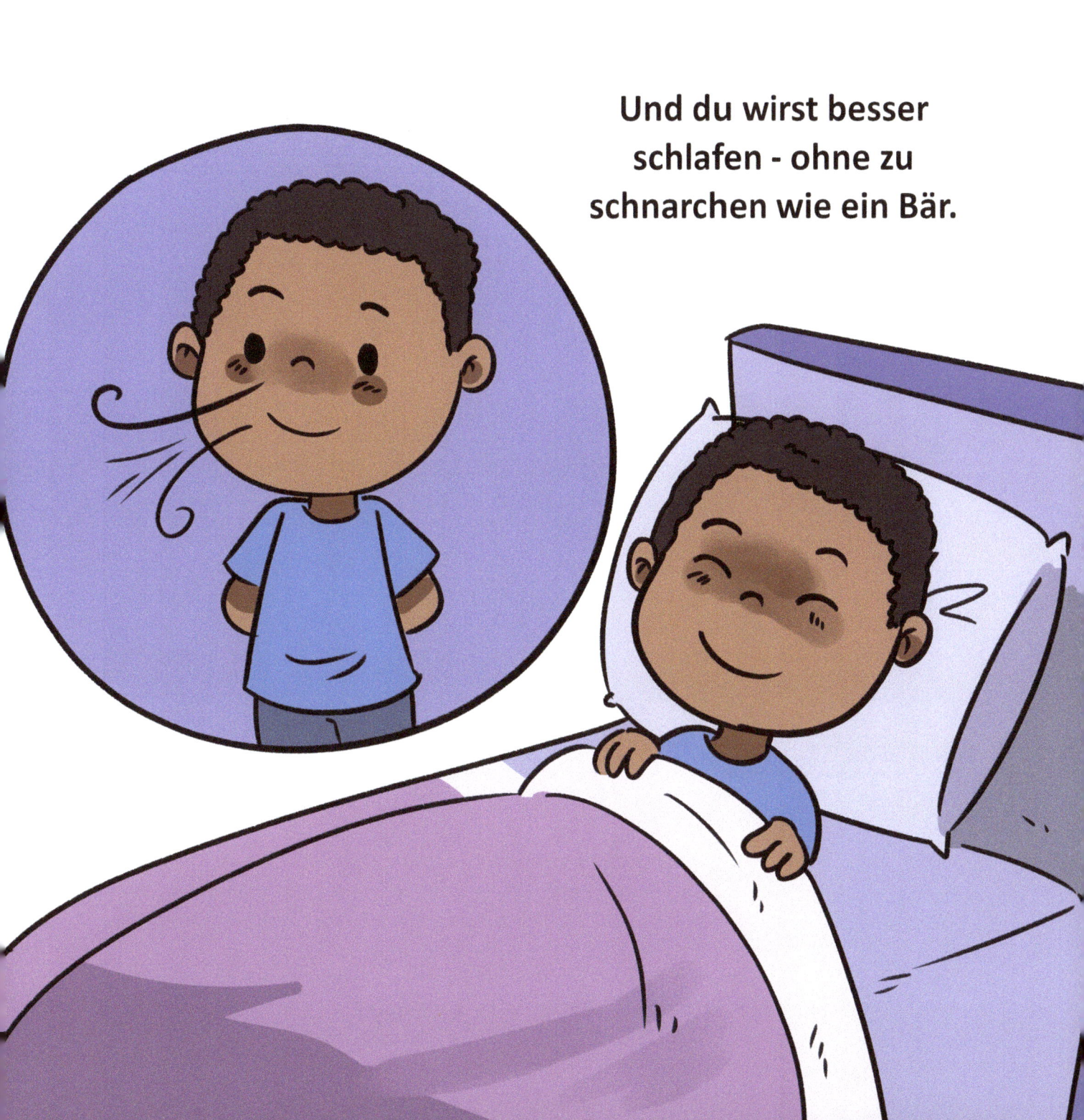

Und du wirst besser schlafen - ohne zu schnarchen wie ein Bär.

Was möchtest du tun, wenn deine Mandeln weg sind?

Eine Party? Eine Feier?

Wie feierst du am liebsten?

Male oder schreibe deinen Partyplan unten auf.

Gute Besserung!

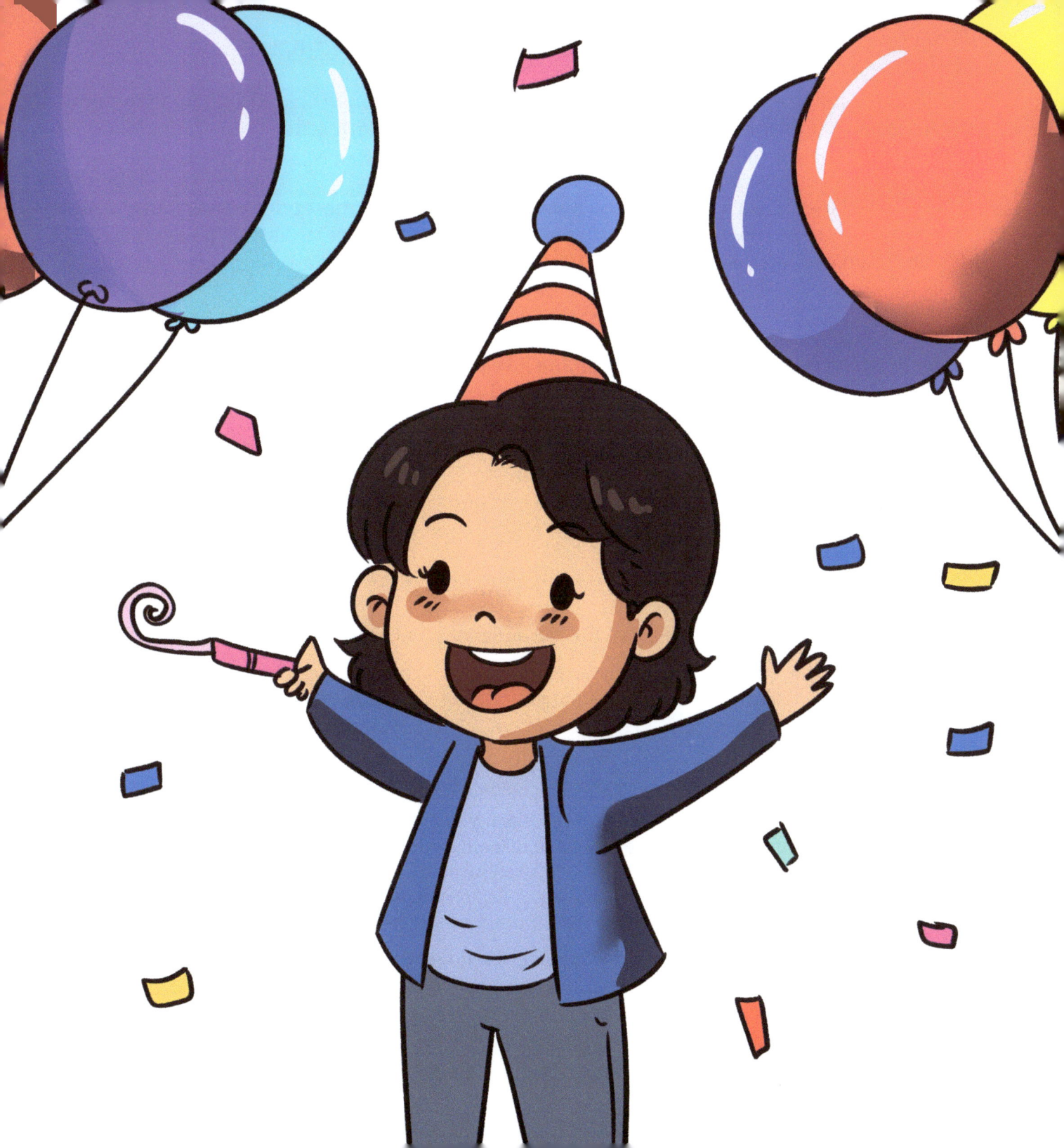

Hinweise für Eltern und Erziehungsberechtigte

*Tonsillensteine entstehen durch ein Zusammenspiel von Speichel, zerkautem Essen und Calcium um die Mandeln herum. Diese Steine sind bei Kindern selten. Außerdem fallen sie meistens selbstständig wieder ohne Eingriffe aus den Mandeln heraus.

*Nach dem Eingriff ist es normal, dass Kindern leicht desorientiert oder verwirrt und zudem reizbar sind. Auch weinen, schluchzen, treten, schreien oder ruckartige Bewegungen kommen gehäuft vor. Es dauert meist etwa eine Stunde, bis die Wirkung der Narkose nachlässt.

*Anweisungen/Einschränkungen nach der Operation:
Der Kinderarzt oder Chirurg sollte genaue Anweisungen geben zu (1) den Aktivitäten, die dein Kind in der Erholungsphase ausführen darf oder vermeiden sollte, (2) der Dauer dieser Einschränkungen und (3) den Nachsorgeuntersuchungen. Zudem sollten (4) Hinweise dazu gegeben werden, auf was zuhause geachtet werden muss und wann es zwingend notwendig ist, das Kind wieder ins Krankenhaus zu bringen. Sollte dies bis zur Entlassung nicht erfolgt sein, erinnere den Arzt bitte freundlich daran und stelle sicher, dass die Anweisungen eingehalten werden.

Haftungsausschluss

Es sollte beachtet werden, dass die Illustrationen nicht immer maßstabsgetreu sind.

Dieses Buch wurde zu Informations-, Bildungs- und persönlichen Entwicklungszwecken verfasst und sollte nicht als Ersatz für medizinischen Rat verwendet werden.

Bei Fragen oder Problemen zur medizinischen Versorgung sollte der zuständige Arzt des Kindes kontaktiert werden. Es kann keine Garantie dafür ausgesprochen werden, dass die Erlebnisse des Kindes im Krankenhaus den beschriebenen Situationen entsprechen werden.

Die Autorin und der Verlag sind weder direkt noch indirekt verantwortlich für etwaige Schäden, finanzielle Verluste oder sonstige Probleme, die aufgrund der Informationen in diesem Buch entstehen. Durch das Lesen dieses Buches erklären sich die Leser damit einverstanden, die Autorin und den Verlag nicht für Schäden, die durch Fehler, Ungenauigkeiten oder Auslassen von Informationen in diesem Buch entstehen könnten, verantwortlich zu machen.

Es sollte beachtet werden, dass die Erfahrung des Kindes im Krankenhaus stark abhängig von örtlichen Begebenheiten, der Einrichtung, einer etwaigen Notfallsituation und auch dem zuständigen medizinischen Team abhängt.

Daher sollte dieses Buch immer in Verbindung mit Empfehlung der zuständigen (Kinder-)Ärzte verwendet werden. Vielen Dank.

Hat dieses Buch deinem Kind bei der Operation geholfen?
Wenn ja, würde ich mich sehr freuen darüber zu hören!

www.amazon.com/gp/product-review/B0DP5JGV35

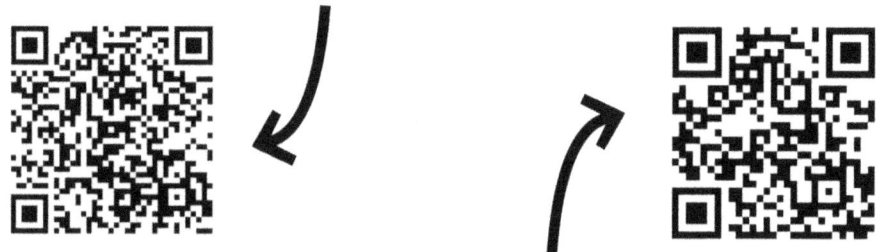

www.fzwbooks.com

Erhalte 5 kostenlose Malvorlagen, wenn du dich für meinen Newsletter anmeldest.

Ich würde mich freuen, die Kunstwerke deines Kindes zu sehen!

Teile diese gerne mit mir über Instagram oder Facebook.

Markiere mich (@FZWbooks) und verwende den Hashtag #FZWloveskids.

Teile gerne auch Folgendes:

* Fotos, wie dein Kind Spaß beim Ausmalen der kostenlos heruntergeladenen Malvorlagen hat

* Fotos, wie dein Kind dieses Buch liest oder die Fragen beantwortet

* Fotos, wie es super mutig in die Operation geht

Instagram   Facebook

Über die Autorin

Dr. Fei Zheng-Ward ist Anästhesistin und versteht daher die Befürchtungen, die bei Kindern und Erwachsenen um eine Operation bestehen. Ihr Ziel ist es durch medizinische Bücher den Patienten nützliche Informationen bereitzustellen, damit sie ein besseres Verständnis für die Abläufe vor, während und nach einer Operation bekommen.

Die Leserinnen und Leser sollen befähigt werden, informierte Entscheidungen zu treffen und sich so bei ihrer anstehenden Operation möglichst wohl fühlen.

Als praktizierende Ärztin möchte sie von ihren Patienten für ihre Detailgenauigkeit, ihr Engagement für eine einfühlsame und individuelle Patientenbetreuung sowie für ihre starke Präsenz in der Patientenvertretung während des perioperativen Zeitraums respektiert werden.

Sie versteht die Bedeutung des emotionalen und körperlichen Wohlbefindens im Zusammenspiel und setzt sich für die Autonomie ihrer Patienten ein.

Neben ihrer klinischen Tätigkeit engagiert sich Dr. Zheng-Ward aktiv in der medizinischen Ausbildung und trägt zu medizinischen Fachzeitschriften und staatlichen sowie nationalen Konferenzen bei.

Mehr über Dr. Fei Zheng-Ward:

- Fachärztin für Anästhesiologie (Board Certification in USA)

- Facharztausbildung in Anästhesiologie am Johns Hopkins Hospital in Baltimore, MD

- Master-Abschluss in Public Health (MPH) von der Dartmouth Medical School in Hanover, NH

Bücher von der Autorin

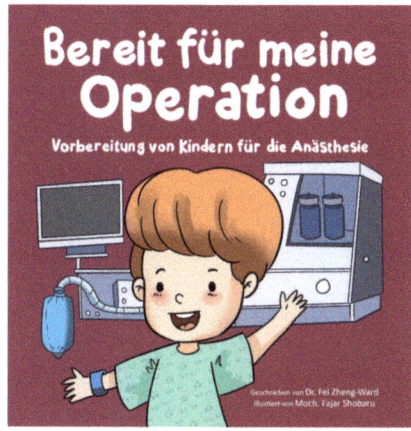
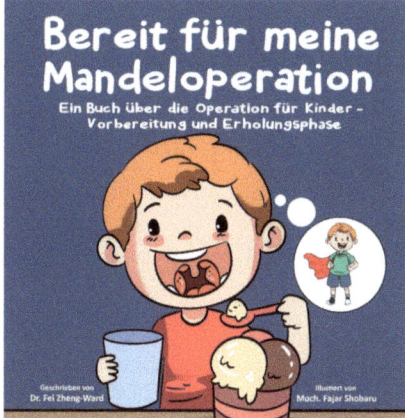
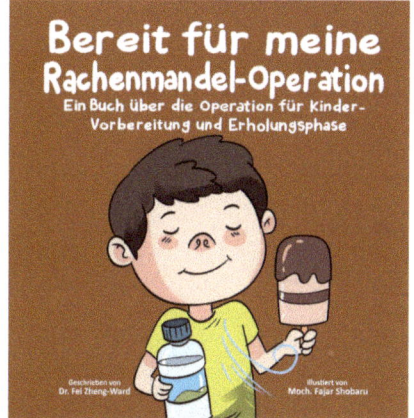
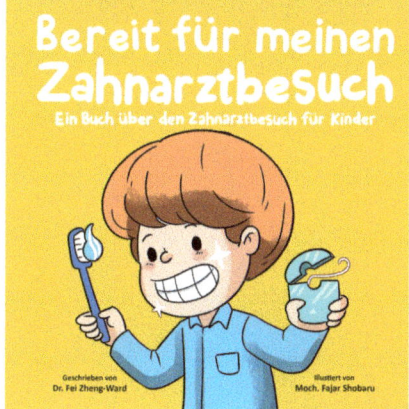
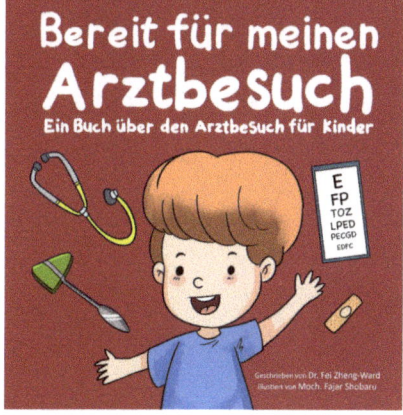
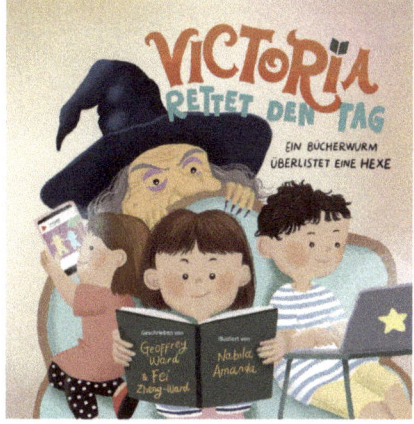